예방하고 치료할 수 있습니다.
당신의 건강을 위해 드립니다.

암을
치료하는
일본인들의
**자연
치유법**

癌

암을
치료하는
일본인들의
**자연
치유법**

백혜린 편저

지식공감

차례

제1장
현대사회에서 키토산이 가지는 의미 • 11

지금은 암과의 전쟁이다 • 12
암도 예방하고 치료할 수 있다 • 15
키토산이란 무엇인가? • 18
키토산에 주목해야 하는 이유 • 20
키토산은 반드시 수용성 키토산이어야 한다 • 22
키틴·키토 올리고당이란? • 25
키토산의 의학적 효능 • 26
키틴·키토산에는 목적장기가 없다 • 38
키토산에 부작용은 없는가? • 40
일본 식약청이 인정하는 키토산 • 43

제2장
암과 현대의학의 불편한 진실 • 47

암이라고 진단받으면 • 48
항암제의 무서운 진실 • 51
암을 예방하는 일상생활 습관 • 67

제3장
각종 암의 원인과 치료 • 73

위암 • 74
간암 • 83
폐암 • 90
자궁경부암 • 96
난소암 • 101
대장암 • 104
유방암 • 108
췌장암 • 113
방광암 • 118
전립선암 • 123
갑상선암 • 127
식도암 • 130
후두암 • 134
설암 • 138
신장암 • 141
백혈병 • 144
뇌종양 • 150

제4장
수용성 키토산으로 암을 고친 사례 • 155

악질 인환성 말기 위암에서 살아나다 • 156

말기 유방암에 키토산보다 좋은 것은 없었다 • 159

간장암이 흔적도 없이 사라지다 • 163

C형 간염, 간경변, 간암을 모두 극복하다 • 165

재발했던 간암이 어디론가 사라져버렸다 • 167

난소암으로 시한부 판정받고도 살아났다 • 169

재발한 간장암이 수술없이 회복되었다 • 172

유방암에서 폐로 전이했던 것이 3개월 만에 사라졌다 • 174

난소암이 완치되다 • 176

악성 림프종에서 항암제의 부작용이 사라졌다 • 178

위암 수술 후 항암제의 부작용이 없어졌다 • 180

항암제와의 병용으로 뇌종양이 사라졌다 • 182

폐선암이었던 아내가 살아 돌아왔다 • 184

방사선과 항암제의 부작용이 없었다 • 186

전립선암과 전이가 완전히 사라지다 • 188

재발한 뇌종양에서 벗어났다 • 190

뼈에 전이한 종양이 좋아졌다 • 192

후두암이 완치되었다 • 194

암 전이에서 암을 억제하다 • 197

자택 요양으로 암을 극복했다 • 199

유방암이었지만 무사히 아이를 낳다 • 202

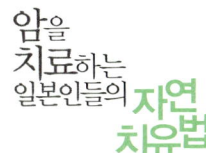

기관지에 생겼던 암이 사라졌다 • 204
수술·화학요법 없이도 종양이 작아졌다 • 206
시한부 3개월에서 지금은 건강하게 회복했다 • 208
수술 없이 폐암이 회복되다 • 210
폐기능이 회복되었다 • 212
신장암에서 위, 폐, 늑골까지 전이된 말기 암에서 살아나다 • 214
3개월 만에 신장암 덩어리가 사라졌다 • 216
자궁암과 난소 종양이 없어지다 • 218
유방암에서 절제수술없이 살아났다 • 219
대장암, 그리고 암 전이에서도 살아나다 • 220
자궁암 수술 후 병상을 털고 일어나다 • 222
위암 수술 후 회복을 쉽게 해주었다 • 224

제5장
어떠한 키토산을 어떻게 먹어야 할까? • 227

우리는 왜 키토산을 먹어야 하는가? • 228
키틴·키토산 제품 종류 • 234
수용성 키토산과 고분자 키토산의 차이는? • 237
하루 적정 복용량은? • 239
키토산의 효과는 어떻게 알 수 있나? • 241
암 예방에 대표적인 식품 및 치유관리 • 242

암을 치료하는
일본인들의
**자연
치유법**

제1장

현대사회에서 키토산이 가지는 의미

지금은
암과의 전쟁이다

사람들은 현대사회를 물질만능주의라고도 표현한다. 20세기 들어 한국이나 일본 등 주변 아시아 국가를 살펴보면 역동성과 더불어 기하학적인 경제적 발달로 사람들은 뭐 하나 부족함 없는, 아주 풍족한 생활을 하고 있다. 그 중 특히 식생활 문화를 보면 기름진 음식으로 비만환자는 물론이고, 각종 성인병 환자들로 병원마다 문전성시를 이루고 있다.

"돈을 잃는 것은 인생의 절반을 잃는 것이지만 건강을 잃으면 모든 것을 잃는다."는 말이 있다. 이 세상에 어느 누구에게도 건강보다 중요한 것은 없다. 자신의 건강과 바꿀 수 있는 가치는 아무것도 없다는 사실을 항상 명심해야 한다. 그것이 설령 돈이 아닌 사랑이나 꿈이라 하더라도 말이다. 건강을 잃으면 모든 것이 모래성처럼 무너진다. 천하를 얻고도 건강을 잃으면 무슨 소용이 있겠는가. 요즘 사람들은 건강을 해치면서까지 어떠한 것을 얻기 위해 열심히 일하지만 한 번쯤은 건강을 위해 뒤돌아 볼 필요가 있다.

우리가 원하든 원하지 않든 100세 시대는 이미 눈앞에 펼쳐지고 있다. 아니 이제는 150세 시대가 도래하고 있다. 하버드대 출신 의학박사인 미국 디팩초프라 박사는 인간 세포의 한계 수명은 150세라고 했고, 텍사스대 오스테드 교수 또한 머지않아 인간의 수명이 150세까지 늘어날 것이라고 했다. 그런데 여기서 중요한 것은 얼마나 오래 살 수 있느냐가 아니라 얼마나 건강하게 살 수 있느냐 하는 것이다.

100세 시대라고 하니 모두가 100세까지 살 수 있겠다는 생각을 할 수 있지만, 사실 이것은 그렇게 간단한 문제가 아니다. 특히 요즘에는 환경오염, 배기가스 등 유해물질 등으로부터 자유로운 사람은 아무도 없다. 종종 젊은이들이 원인 모를 불치병에 걸려 꽃도 피워보기 전에 세상을 떠나는 경우도 많다. 그중에서도 암으로 사망하는 사람은 계속 증가하고 있다.

2011년 한국 국가암등록사업을 통하여 산출한 2009년 암 발생률 및 암 생존율 등에 대한 통계를 보면 2009년 1년 동안 새롭게 암이라고 판정받은 암 발생 환자 수는 192,561명에 달했다. 남자 99,224명, 여 93,337명으로 2008년의 180,465명에 비해 6.7%, 1999년의 101,032명에 비해 90.6% 증가했다. 그리고 남녀 모두 5대 암(남자: 위암, 대장암, 폐암, 간암, 전립선암, 여자: 유방암, 갑상선암, 대장암, 위암, 폐암)이 전체 암 발생의 2/3 이상을 차지하는 것으로 밝혀졌다. 또한 한국인이 기대수명(81세)까지 생존 시 해당 암 발생률이 36.2%로, 즉 3명 중 1명(남자는 5명 중 2명, 여성은 3명 중 1명)은 암에 걸리는 것으로 분석되었다.

현대사회에는 암을 유발하는 요인이 곳곳에 도사리고 있다. 그런데 의학적으로 명확하게 치료 효과가 증명된 암 특효약은 아직 개발되지 않은 상태이다. 이러한 가운데 일본에서는 현재 암 치료의 대표적인 것으로 성인병에 대한 효과가 큰 키틴·키토산이 주목을 받고 있다. 1985년부터 많은 학자들을 비롯하여 각 대학교 및 연구기관, 회사(日本 tablet, 日本三愛製藥株式會社 등)들의 실험, 연구 결과를 바탕으로 많은 환자들이 그 효능에 대해 관심을 가지고 있다.

또한 부작용이 없는 키틴·키토산은 동물성 섬유질로서 수년 전부터 세계 각국에서 의료용으로 널리 이용되고 있다. 이 키토산에는 제암, 항암, 콜레스테롤 저하, 혈압 강하 등에 탁월한 효과가 있다는 사실이 일본, 한국에서 연구, 실험을 통해 밝혀지면서 일약 건강기능성 식품으로 각광받게 된 것이다.

예나 지금이나 건강하게 사는 것만큼 큰 복은 없다. 하지만 지나치게 바쁜 현대사회 속에서의 우리 생활은 과연 어떠할까. 며칠 전까지만 해도 건강하게 보이던 사람이 불시에 건강이 악화되어 입원하거나 수술을 받는 등 각종 성인병에 시달리고 있다. 특히 이런 각종 성인병 중 사망률 상위를 차지하고 있는 암, 심장병, 뇌졸중 등이 급격히 증가하고 있다. 이제는 이러한 병에 대해 제대로 알고 그에 맞는 예방과 치유방법을 공부하는 것이 자신의 건강을 지킬 수 있는 유일한 방법이 될 것이다.

암도 예방하고
치료할 수 있다

20세기까지의 의학·과학의 발전은 수많은 질병치료와 더불어 인간의 평균수명을 40세에서 90세로 두 배 이상 늘려놓았다. 그리고 21세기 인간의 한계 수명 역시 100세 이상으로 예상되고 있다.

각종 매체 등에서는 한국도 이미 고령화 사회로 접어들었다고 한다. 그렇다면 우리는 앞으로 어떻게 건강한 삶을 영위하고 행복하게 살 수 있을까에 대해 한 번쯤 생각하고 뒤돌아보아야 할 것이다. 또한 모든 것이 풍족한 이 시대에 좋은 삶이란 잘 먹고 잘 자고 행복하게 사는 것으로 비춰 질 수 있다. 그러나 풍족한 반면 그와 반대로 여러 가지 질병 또한 급격하게 증가하고 있다.

여러분 주변을 둘러봐라. 이제는 초·중·고·대학 등 어린 학생들부터 사회에 진출하기 전, 이미 비만이 되면서 소년 당뇨병 환자가 급증하고 있다. 20~30대에 폐경된 여성들, 30~40대의 원인을 알 수 없는 돌연사 등으로 깜짝 놀라는 일이 비일비재하다. 현대의학에서 수많은 연구결과를 토대로 건강한 의학정보를 접한다고 해도 스스로 자신의 건강을 지킬 수 있는 것이 한계이다.

한국에서 불치병(암)으로 인한 사망률은 점차 증가하고 있으며 지금도 매우 높은 비중을 차지하고 있다. 최근 생활습관 및 건강에 대한 지식이 높아지면서 건강검진을 통해 암의 조기 발견율도 증가하고 있지만, 대부분의 사람들은 자신의 몸에서 생명을 단축시키는 암이 자라고 있다는 사실조차 모르는 경우가 많다.

하지만 암도 예방하고 치료할 수 있다. 질병을 극복하기 위한 방법으로는 크게 두 가지로 구분할 수 있다. 하나는 외부로부터의 치료, 즉 병의 근본원인을 공격하거나 제거하는 방법이고, 또 하나는 병의 원인을 파악해 내부에서 하는 치료, 즉 인간이 본래 가지고 있는 면역력을 높여 치료하는 방법이다.

우리 몸의 자연 치유력을 높이기 위해서는 여러 가지 건강식품이나 자연요법(식사요법 등)이 사용된다. 그 중 키틴·키토산은 십수 년 전부터 유럽, 일본 등에서 연구 결과가 발표되면서 큰 주목을 받았고, 지금도 일본에서는 다양한 연구결과를 토대로 좋은 결과를 보여주고 있다.

키틴·키토산에는 중금속 배출 작용, 항콜레스테롤 작용, 염소처리 작용, 면역강화 작용(항암작용), 간 기능 강화 작용, 항염증 작용, 항균 작용 등이 있다. 여러 가지 질병 치료 중 특히 항암 작용에 대해서는 수용성 키토산이 갖고 있는 작용이 주목되고 있고, 암세포의 전이와 증식을 억제한다는 사실이 증명되었다.

결국, 병을 고치는 것은 인간 신체에 준비되어 있는 자연치유력을 높이는 것부터 시작된다고 생각한다. 그리고 이 시점에서 주목하고 싶은 것은 암 선고를 받았던 사람들이 수용성 키토산을 복용함으로써 상상 이상으로 좋은 결과를 얻었다. 즉 회복되었다는 점이다.

키토산이란 무엇인가?

　키틴과 키토산이라는 말을 한 번도 들어본 적 없는 사람은 없을 것이다. 면역력을 높이고, 심지어는 암까지 치유한다는 건강식품으로 유명해지고 있으나, 막연하게 복용하기보다는 좀 더 깊이 알고 필요한 만큼만 복용하는 것이 중요하다. 여기서는 키틴과 키토산이 어떠한 물질이고, 어떻게 만들어지며, 어떠한 효능이 있는지 알아보고자 한다.

　키토산과 키틴이라는 단어가 우리 생활 속으로 들어오게 된 것은 1985년 일본 문부성이 약 60억 엔의 연구비를 조성하면서부터이다. 당시 일본의 13개 대학이 키틴·키토산에 대한 기초연구를 진행한 결과 이들에 상당한 응용력이 있다는 사실이 밝혀졌고, 이후 일본 대기업 등을 포함한 여러 회사들이 일제히 연구를 시작했다. 그리고 3년 안에 총 339건의 특허가 신청되는 이례적인 일이 벌어졌다. 지금도 일본에서는 공업 및 식품, 의료, 의료 재료, 화장품 등 많은 분야에서 키틴과 키토산의 응용 연구가 전개되고 있다.

그렇다면 과연 게 껍질에서 추출된다고 하는 키틴과 키토산은 무엇일까. 키틴·키토산은 엄밀하게 말하자면 키틴과 키토산의 화합물이다. 게 껍질에 포함되어 있는 키틴질을 화학 처리해 제조한 것을 키토산이라고 한다. 이 둘의 차이는 키틴은 엷은 유기산에 녹지 않지만, 키토산은 녹는다는 점이다. 그러나 두 가지 모두 같은 구조를 가지고 있기 때문에 약산에 녹기 쉬워 효소에 분해되어 체내로 흡수되기 쉽다는 성질을 가지고 있다.

일반적으로 게의 껍질은 키틴 약 1/3, 탄산칼슘 약 1/3, 단백질 약 1/3, 그리고 색소, 미네랄, 그 밖의 유기물들로 이루어져 있다. 여기서 키틴질만을 추출하기 위해 희염산으로 칼슘을 제거하고, 가성소다 용액으로 단백질을 제거하는 화학 처리를 하면 약 5%의 순수 키틴이 정제된다. 그리고 키틴을 탈아세틸화한 것이 바로 키토산이다. 최근에는 바이오테크놀로지의 발달과 함께 화학약품을 사용하지 않고 효소로 키틴에서 키토산을 정제하는 방법을 사용하는 경우도 있다. 그러나 화학적 추출법에 비해 가격이 월등히 높아지기 때문에 대량생산에는 이르지 못했다. 효소는 생물학적이면서도 몸에 친화성이 좋다는 점에서 보면 앞으로 큰 기대를 할 수 있는 제조법이다.

그런데 여기서 궁금한 점이 생기지 않는가. 똑같은 갑각류인데 어째서 새우가 아닌 게 껍질에만 주목하느냐 하는 점이다. 물론 새우의 꼬리에도 키틴은 포함되어 있다. 하지만 특히 홍게의 껍질에서 채집한 것이 가장 효율성이 높기 때문에 키토산 하면 바로 게의 껍질을 떠올리는 것이다. 덧붙여서 게의 복부는 단백질이 많아 순수한 키토산을 정제하기에는 홍게의 다리 부분이 가장 좋다고 한다.

키토산에
주목해야 하는 이유

　게의 껍질에 포함되어 있는 키틴질은 체내에서의 보습 역할을 함과 동시에 외부로부터 몸을 보호하는 효과도 있다고 한다. 키틴질은 동물성 식물 섬유질로 플러스 이온을 가지고 있는데 이것이 유해한 중금속과 결합하면 이를 배출하거나 식염의 염소와 결합해 배출하는 작용을 한다. 이 외에도 항지열 작용, 항콜레스테롤 작용, 면역강화 작용, 말초순환 작용 등 우리 건강에 도움이 되는 수많은 작용이 있는 것이 연구결과로 판명되었다.

　그러나 이 이상으로 훌륭한 점은 바로 신체와의 친화성이 높다는 점이다. 화학의약품은 대부분 인체에서 이물질로 판단해 거부 반응을 일으키는데 키틴·키토산은 세포들이 환영하면서 세포 속으로 흡수되고 결과적으로 세포를 활성화시킨다. 이러한 키틴·키토산의 친화성과 항염증 작용으로부터 화상을 치유할 수 있는 인공피부가 개발되기도 했다. 또한 수술 후 체내에서 흡수되어 자연스레 사라지는 인공봉합실과 인공혈관 아킬레스건 치료 등 체내에서 사용 가능한 의료재료가 개발되었다.

키틴질은 여러 가지 독성 테스트 및 변이원성(기형이나 발암성), 피부반응, 광독성, 안점막자극성 테스트 등에서 안전성이 확인되어 병마에 시달리고 있는 많은 사람들에게 도움이 되었고 실증적인 연구에도 착수하게 되었다. 그리고 연구 결과 경이적인 사례가 밝혀지면서 1988년 『게의 혁명』이라는 키틴·키토산에 관한 책이 처음으로 출간되었다. 때마침 일본 국영방송인 NHK 및 각 방송국들도 연구 성과를 보도하면서 그 명성이 현재에 이르게 된 것이다.

지금도 키토산으로 암을 고쳤다던가, 류머티스의 심한 통증이 사라졌다던가 하는 수많은 실증 사례가 보고되고 있다. 물론 실례는 임상실험 결과와 비교하면 낮게 평가될지 모르겠지만, 난치병을 고치고 병마로부터 벗어난 환자가 있다면 이것만큼 더 큰 의미가 있는 사례는 없다고 보아도 좋을 것이다.

키토산은 반드시
수용성 키토산이어야 한다

사실 앞에서는 키틴과 키토산을 섞어 말하고 있지만, 이 둘은 동일 물질이 아니라 별개의 물질이다. 게 껍질에서 탄산칼슘, 단백질, 색소 등을 제거하고 정제한 것이 키틴이고, 다시 키틴에서 탈아세틸기를 제거한 후 추출 정제한 것이 키토산이다. 즉 키토산은 키틴의 성질에 독특한 성질을 첨가한 것이므로 건강식품의 효과를 한층 살리면서도 강화한 것이라고 할 수 있다.

그러나 키토산이라고 해서 모두 같은 종류는 아니다. 연구응용분야에 따라 수처리용 키토산, 화학공업용 키토산, 식품공업용 키토산, 농업용 키토산, 의료용 키토산으로 분류하고 있다. 그리고 키토산의 분자량 크기에 따라 다시 고분자 키토산, 중분자 키토산, 저분자 키토산으로 분류되고, 더 나아가 물에 녹는 수용성 키토산과 녹지 않는 비수용성 키토산으로 나눠진다. 이처럼 키토산이라는 물질은 아주 다양하다. 따라서 키토산이라는 물질은 연구 성과에 따라 각기 다른 개성을 지니고 있으며 그 용도 또한 천차만별이다.

즉, 키토산 건강식품이라고 해도 그 속에 함유된 키토산에 따라 키토산 본래의 효능을 얼마나 발휘할 수 있는지가 결정된다. 특히 수용성이나 분자량의 크기, 체내 흡수율은 키토산 건강식품의 질에 많은 영향을 미친다.

보통 키토산은 분자가 지나치게 커서(분자량 10만~100만) 위장에서는 쉽게 흡수되지 않는다. 경구 복용하면 섬유로서의 기능밖에 발휘할 수 없는 것이다. 키토산이 다이어트 식품으로 이용되고 있는 것도 영양제로서가 아니라 키토산이 잘 흡수되지 않아 담즙산과 기름을 흡착해 배설하기 때문이다. 따라서 질병으로 쇠약해진 사람에게는 바람직하지 않다. 현재 키틴·키토산을 애용하는 사람 중에는 이들이 위장에서 쉽게 흡수된다고 생각하는 사람도 적지 않다. 그러나 실제로 키틴·키토산은 고분자 상태로는 위장 속에서 분해되지 않고 30%밖에 흡수되지 않는다. 따라서 키틴·키토산을 건강식품으로 복용하기 위해서는 체내 흡수가 가능한 수용성 키토산이어야 할 필요성이 있다.

위나 장에서 직접 흡수할 수 있는 분자량은 약 2만까지인데 보통 키토산은 분자량이 몇십만에서 백만 이상인 고분자 다당류로 상당히 견고한 구조를 가지고 있기 때문에 물에도 녹지 않는다. 그래서 키토산의 체내 흡수율을 높이기 위해서는 분자량을 2만 이하의 저분자로 만들 필요가 있다. 키토산의 분자가 더욱 작아지면 키토산은 물에 녹는 수용성 키토산이 된다. 그리고 키토산이 수용성이 되기 위해서는 분자량을 1만 이하로 해야만 한다. 분자량이 수천인 키토산은 산을 사용하지 않아도 물에 녹아 위에서 90% 이상 직접 흡수가 가능하다.

그런데 키토산을 분해할 때 많은 부생물이 나오기 때문에 수용성 키토산으로 분리하는 것은 그리 쉬운 일이 아니다. 그리고 이 문제가 바로 수용성 키토산의 가격 대중화와 대량 생산을 가로막는 벽이 되고 있기도 한다.

효모가 효소를 이용한 바이오기술로 부생물의 생성을 억제하는 데 성공하여 고품질, 저가의 저분자화 수용성 키토산을 양산하는 회사는 현재 일본에서도 손에 꼽을 정도이다. 그러나 이러한 제조방법으로 제조한 수용성 키토산은 분자량이 2000~6000이기 때문에 물에 쉽게 녹으며 가격도 저렴하며 높은 순도를 자랑한다.

이 외에도 기술의 진보로 일본에서 수용성화, 저분자화된 것으로는 키틴 올리고당과 키토 올리고당이 있다. 이들 분자량은 500~1600 이하여서 물에 쉽게 녹는 수용성, 저분자 키토산이다. 항암작용 등으로 미루어 볼 때 수용성 키토산의 올리고당 타입이 100%의 높은 순도를 자랑하며 효능으로서는 가장 뛰어나다고 할 수 있다.

키틴·키토 올리고당이란?

키틴은 분자가 수백만 단위로 연결되어 체내의 리소자임이라는 효소로 분해되는 고분자이다. 분해되는 시간까지는 약 2개월 이상의 긴 시간이 소요되기 때문에 현재는 수술용 봉합실 등으로 사용되고 있다. 그리고 키토산은 분자가 수천, 수만 단위로 연결되어 있는 고분자로서 키틴과 마찬가지로 체내의 리소자임이라는 효소로 분해되며, 체내에 흡수되기까지는 1~2시간 정도가 걸린다.

그러나 키틴·키토 올리고당은 고도의 기술로 분자를 4~6단위까지 순도를 높인 저분자로서 고분자인 키토산과 달리 물에 녹는 수용성이며 복용 후 바로 몸에 흡수된다. 즉 체내 흡수성이 가장 높은 것이 키틴·키토 올리고당이라는 것이다.

아쉽게도 키틴·키토 올리고당의 특허를 보유한 회사는 일본 내에서도 몇몇 회사밖에 없고, 원료 가격도 너무 비싸 키틴·키토 올리고당을 풍부하게 함유하고 있는 키토산 제품은 그리 많지 않은 것이 실정이다.

키토산의
의학적 효능

키틴과 키토산에 대한 연구가 꾸준히 진행되어 오면서 지금까지 이들이 가진 많은 효능이 밝혀졌다. 그 중 여기서는 의학적인 효능에 대해 집중해 보고자 한다.

1. 암 억제 작용

키틴·키토산의 효능이라 함은 단연 암 억에 작용이다. 키틴·키토산이 가지고 있는 면역작용에 주목한 일본 돗토리대학(鳥取大學)농학부의 히라노 교수는 쥐에게 암세포를 이식시켜 피부암을 일으키는 실험을 통해 그 효과를 조사했다. 이 실험은 키틴·키토산을 투여한 그룹과 투여하지 않은 그룹의 쥐들 사이에 분명한 차이가 존재한다고 보고하고 있다. 키틴·키토산을 투여한 그룹의 쥐는 암세포가 소멸되었지만, 투여하지 않은 그룹의 쥐들은 모두 죽어버린 것이다. 또한 토끼를 이용한 실험에서도 키틴·키토산을 투여한 토끼의 암세포가 정상적으로 회복된 것으로 나타났다. 특히 에히메대학(愛媛大學)의 오쿠다 교수는 키틴·키토산에는 암의 독소를 억제하는 작용과 암세포를 죽이는 림프구를 강화하는 작용이 있다며 암 억제작용을 두 가지로 분류하기도 했다.

2. 암 전이 억제 작용

젊은 사람들은 암세포가 생겨도 면역력이 강하기 때문에 실제로 발병하는 일은 드물지만, 나이가 들면 점점 면역력이 떨어져 암세포를 파괴하는 힘이 약해지므로 발암 되기 쉬운 몸이 된다. 두말할 것도 없이 현재 한국 사망원인 1위는 암이며 특히 암으로 인한 사망의 대부분은 암의 전이에 의한 것이다. 즉 암의 전이만 막는다면 암은 그렇게 무서운 존재가 아니라는 말이 된다. 때문에 암의 전이를 방지하는 연구가 활발하게 진행되고 있는데, 이 가운데 암의 전이를 막는 가장 훌륭한 역할을 하는 물질로서 키틴·키토산이 주목받고 있다.

암의 전이는 암세포가 원래의 장소에서 다른 곳으로 이동하면서 발생하는 것이다. 원래의 장소에서 이동하기 시작한 암세포는 혈관 속으로 들어가 혈액의 흐름을 타고 운반되어 다른 조직 속으로 침입, 증식한다. 이러한 몇 단계의 과정을 거치면서 암세포의 전이가 일어나는 것이다. 따라서 암이 진행되는 과정 중 하나만이라도 차단할 수 있다면 암세포의 전이를 방지할 수 있게 된다. 사실 암으로 인한 사망 대부분은 암 병소를 도려내어도 몇 년 후 폐나 간장으로 전이되어 재발하기 때문이다. 다시 말하지만 이러한 암의 전이만 막을 수 있다면 암으로 인한 사망률을 확 줄일 수 있다.

이 점에 주목한 일본 홋카이도대학(北海道大學)의 면역과학연구소는 암세포가 전이하는 메카니즘에서 암세포가 이동하는 구조를 해명하는 연구를 진행했다. 이 연구에 따르면 암세포는 인간 몸속의 세포와 세포 사이에 존재하는 접착분자라는 곳에 붙어 있거나 여기에서 떨어져 나와 다른 곳으로 이동한다. 이에 연구소는 암세포가 접착분자에 붙기 전에 다른 물질로 접착분자를 막아버리면 암세포의 전이를 막을 수 있다는 결론에 도달했고, 여기에 키틴·키토산을 사용할 수 있다고 했다. 키틴·키토산을 유산 등으로 처리했을 때 접착분자에 매우 붙기 쉬운 상태로 변한다는 사실을 발견한 것이다. 이를 활용해 키틴·키토산이 암세포보다 더 빨리 접착분자와 결합해버려 암세포는 접착상대를 발견하지 못하고 결국은 전이될 수 없다는 사실을 밝혀냈다.

그리고 전이가 상당히 진행된 두 그룹의 쥐 중 한 그룹에게는 키틴·키토산을 주사하고 다른 그룹의 쥐에게는 주사하지 않은 채 2주일간 쥐의 상태를 관찰하는 실험도 진행했다. 이후 두 그룹의 쥐의 폐를 절개하여 조사한 결과 키틴·키토산을 주사하지 않은 쥐의 폐는 심하게 전이되어 있었으나, 주사한 쥐의 폐에는 전이된 모습을 찾아볼 수 없었다.

앞에서 설명한 바와 같이 혈액 중에 들어간 암세포는 혈관을 통해 이동하면서 적당한 혈관 벽의 접착분자에 붙어 체내에 침입하려 한다. 그런데 키틴·키토산이 먼저 접착분자에 붙어 암세포를 막아 암세포가 조직 내에 들어오지 못하게 되었다. 즉 키틴·키토산이 결국은 암의 전이를 막는 방패가 된 것이다.

3. 암세포 증식 억제 작용

일본 도호쿠 약과대학의 스즈키 교수와 이하라케미컬공업의 공동연구진은 키틴·키토산 속에 암을 억제하는 물질이 있다는 사실을 밝혀냈다. 키틴·키토산은 게, 새우 등의 천연물질로 독성이 없는 물질이라는 점이 이를 뒷받침하고 있다.

도호쿠 약과대학과 이하라케미컬공업의 공동연구진은 N-아세틸 헥사오스를 실험용 쥐에 1kg당 0.1mg이라는 극히 미량을 투여하는 것만으로도 암세포 증식을 억제한다는 실험성과를 일본 약학회에서 발표해 화제를 불러 모았다. 그리고 나아가 연구진은 쥐에게 암세포를 이식하고 키틴·키토산을 투여하여 실험한 결과 키틴에서 85%, 키토산에서 93%의 놀라운 암세포증식 억제 효과가 있다고 일본암학회에 보고했다. 즉 암세포를 공격하는 내추럴 킬러세포(NK)가 활성화해 암세포 증식을 억제한다는 것이다.

내추럴 킬러세포란 우리 몸의 면역 시스템을 조정하는 세포 중 하나로 특히 암과 깊은 관계를 가지고 있다. 내추럴 킬러세포는 정상적인 세포와 암세포를 구분해서 암세포만을 죽이는 아주 뛰어난 능력을 가지고 있다. 암과 내추럴 킬러세포가 상관관계에 있다는 사실은 이미 여러 연구결과를 통해 알려진 사실이다. 나이가 들면 암 발병률이 높아지는 것도 30대 정도부터 이 내추럴 킬러세포의 움직임이 급속도로 떨어지기 때문이다.

키토산에는 이 내추럴 킬러세포를 활성화하는 기능이 있다. 수용성 키토산을 섭취함으로써 내추럴 킬러세포가 활성화하여 암을 예방할 수 있다.

4. 콜레스테롤 저하 개선 작용

우리는 콜레스테롤에 대해 오해하고 있는 부분이 있다. 바로 콜레스테롤이라고 해서 무조건 나쁜 것이 아니라 우리 몸에 없어서는 안 되는 좋은 콜레스테롤도 있다는 점이다.

콜레스테롤은 우리 몸 안에 있는 세포막의 성분이 되는 것으로 남성 호르몬과 여성 호르몬과 같은 호르몬 형성에 필수적인 성분이며, 지방의 소화를 돕는 담즙산의 원료가 되기도 한다. 이는 뇌, 신경 세포에도 다량 함유되어 있다. 그런데 이처럼 중요한 역할을 하는 콜레스테롤이 서구화된 식생활과 가공식품의 보급 등으로 과잉 섭취되어 문제를 일으키는 것이다.

한국인 중장년층을 사망으로 내모는 성인병의 대표적인 심장질환, 노질환의 주된 원인은 과잉된 콜레스테롤과 중성지방이라고 할 수 있다. 혈관 내 여분의 콜레스테롤이 침착되면 혈관이 좁아지고 결국 혈액은 혈관을 통과하기 어렵게 된다. 따라서 세포는 영양부족, 산소부족을 일으켜 괴사하게 된다. 이처럼 일반적으로 혈중 콜레스테롤이 많으면 동맥경화의 원인이 되며 심근경색, 협심증, 뇌졸중 등의 발병률을 높인다.

앞에서 말했듯이 콜레스테롤에는 HDL과 LDL의 2종류가 있는데 HDL은 몸에 좋은 콜레스테롤로서 여분의 나쁜 콜레스테롤(LDL)을 간장으로 되돌리는 역할을 한다. 한편 나쁜 콜레스테롤은 혈관 벽에 침착되어 동맥경화증을 일으키고 이 동맥경화가 뇌혈관에서 일어나면 뇌질환이 발생하게 된다. 또 심장에 영양과 산소를 공급하는 관상동맥의 경화로 발생하는 협심증, 심근경색증은 경우에 따라 죽음을 초래하는 무서운 질병이다. 지금까지는 이 같은 성인병의 치료약으로 항콜레스테롤제인 콜레스티라민 등을 투여해 왔다.

그런데 일본 규슈대학(九州大學) 농학부의 스가노 미치히로 교수가 콜레스티라민과 같은 작용을 하는 물질을 천연소재에서 찾아냈다. 바로 키틴과 키토산이었다. 혈중 콜레스테롤의 수치를 내리기 위해서는 콜레스테롤로 만들어진 담즙산을 대변으로 배출시키는 것이 가장 좋은 방법인데 스가노 교수진은 동물실험을 통해 키틴·키토산에 이 같은 작용이 있음을 확인·발표했다.

우선 실험용 쥐에게 콜레스테롤이 많은 사료를 주어 혈액 속의 콜레스테롤 수치를 높인 다음에 이 쥐들을 두 무리로 나누어 한쪽에는 키토산을 투여하고, 다른 한쪽에는 셀룰로오스를 투여했다. 그 결과 셀룰로오스를 투여한 무리는 급격히 콜레스테롤이 상승했지만 키토산을 투여한 쥐들은 모두 콜레스테롤 수치가 내려가는 것으로 나타났다.

  일단 체내에 나쁜 콜레스테롤이 들어오면 효소와 담즙산이 나와 장벽에 콜레스테롤을 흡수할 준비를 시작하는데, 이때 키틴·키토산을 복용하면 담즙산을 흡수해서 체외로 배출하고 담즙산이 없어짐으로써 효소가 활동을 못해 콜레스테롤을 흡수할 수가 없어진다. 그리고 남아있는 콜레스테롤의 흡수를 억제할 수 있기 때문에 동맥경화 등 기타 불치병이 발병하는 원인을 만들지 않는 것이다.

  지금까지는 콜레스테롤 수치를 내리는 물질로 식물섬유의 펙틴을 주목해 왔지만, 이 펙틴을 투여한 쥐와 비교해보아도 키토산이 훨씬 효과가 있다는 것이 보고되었다. 또한 키틴·키토산에는 플러스 이온 효과가 있어 나쁜 콜레스테롤(LDL)을 흡착, 배출시킴과 동시에 몸에 좋은 콜레스테롤(HDL)의 수치를 높이는 역할을 한다는 것이 연구를 통해 밝혀졌다. 이들 발표에서 키토산에 동맥경화를 예방하는 작용과 키토산에는 독성이 전혀 없다는 사실이 드러났다. 그리고 많은 임상검사 등에서도 콜레스테롤 수치의 개선이 현저하게 보인다고 보고되고 있다.

5. 면역기능 활성화 작용

  키틴·키토산의 효능 중 주목을 받고 있는 것이 면역기능의 활성화이다. 사람의 몸은 원래 자신의 질병을 스스로 치유하는 기능이 있다. 이 면역기능이 제대로 작동한다면 체내에 침입한 이물질이나 병원체에 이상이 생긴 세포 등을 몸 밖으로 배출하는 작용도 정상적으로 가능해진다. 이러한 배출 역할을 하는 것이 백혈구의 일종인 매크로퍼지와 내추럴 킬러세포(NK)인데, 이들은 암세포와 정상세포를 구분해서 내보내는 세포이다. 그리고 도호쿠 약과대학의 스즈키 시게오 교수진은 연구를 통해 키틴과 키토산, 키토 올리고당이 이들 면역기능을 가진 세포들의 면역력을 증가시킨다고 밝혔다.

병원균 바이러스는 일단 체내에 침입하면 림프구 속에서 번식을 계속해서 면역기능 자체를 파괴하는 공포스러운 존재이다. 때문에 세균, 바이러스 혹은 사상균 등에 의한 감염증이라 불리는 질병에 대해 전혀 저항할 능력이 없어져버리는 것이다. 하지만 키틴·키토산의 면역기능 활성화 작용을 발휘할 수 있다면 적어도 감염증 중 몇 종류는 피해 갈 수 있다는 계산이 된다.

사람은 최대 150세까지 살 수 있다고 한다. 그런데 어떠한 이유로 림프구나 다른 면역세포가 충분히 활동하지 못하고 유해 세균에 패배해서 죽음에 이르게 된다. 나이를 먹을수록 빈혈에 의해 백혈구가 감소해서 림프구가 적어지거나 면역세포가 약해지면 결국 감염증에 걸리게 되는 경우가 많다. 하지만 앞의 연구진들의 주장은 키틴·키토산은 우리 몸의 면역 기능을 높여주기 때문에 현대 사회에서 생명을 연장할 수 있는 특효약이 될 수도 있다는 것이다. 물론 이것에는 더 많은 과학적 실증과 임상 데이터가 뒷받침되어야 하는 것은 두말할 것도 없는 사실이다.

6. 간장 강화 작용

간장은 500종류 이상의 화학 처리를 하는 인체 최대의 장기이다. 이 화학 처리 공장 내부의 소그룹을 간소엽라고 하는데 이 그룹의 수는 50만 개나 되며 각각의 간소엽은 50만 개의 간세포가 있기 때문에 계산해 보면 간장 전체의 세포 수는 총 2,500억 개나 되는 셈이다.

간장의 주된 역할은 해독과 영양소의 축적 및 대사이며 특히 알코올의 해독작용에 중요한 역할을 하고 있다. 이 외에도 약물이나 식품 첨가물 등의 화학물질을 해독하는 일을 한다. 각 영양소는 간장을 통과하여 화학 처리를 받고 나야 비로소 영양소가 된다. 이처럼 중요한 역할을 하는 간장은 보통 필요능력의 4배 정도의 여유를 두고 만들어져 있다. 따라서 다소 타격을 받더라도 눈도 깜짝 안 하며 나쁜 증상은 좀처럼 나타나지 않는다. 때문에 간장은 '침묵의 장기'라고 불린다. 또한 몸의 장기 중 가장 소생력이 빨라 반 정도를 잘라내더라도 즉시 이전 상태로 회복되는 경이적인 장기이기도 하다.

간장의 세포는 2개의 핵을 가지고 있는 것이 많아 분열 증식이 빠른데 이러한 구조도 간장이 상당히 중요한 역할을 맡고 있기 때문이다. 그러나 간장이 아무리 튼튼하고 재생능력이 높다고 해서 방심해서는 절대 안 된다. 폭음, 폭식 등의 불균형 식생활을 되풀이하게 되면 언젠가는 재생이 불가능하게 된다. 몸의 이상을 감지했을 때에는 이미 늦은 상태인 경우가 많다. 때문에 평소부터 균형적인 식생활을 하도록 하고 폭음을 피하는 것만이 병을 예방하는 길이다. 간장의 최대의 적인 지방이 간세포의 10%를 넘으면 지방간이 되며 이를 방치하면 간경변을 유발할 수 있으므로 경계할 필요가 있다.

돗토리 대학의 히라노 교수는 키틴·키토산 및 관련 효소의 기초 응용연구에서 토끼와 닭을 이용해 흥미로운 실험을 했다. 이 중에서도 토끼에게 키토산을 투여해 간 장애에 대한 효과를 조사한 실험은 큰 화제를 불러일으켰다. 이 실험은 토끼를 두 그룹으로 나누어 한쪽 그룹의 토끼에게는 높은 콜레스테롤이 함유된 사료를 주고 다른 그룹에게는 똑같은 높은 콜레스테롤 사료에다가 2%의 키토산을 함께 먹였다. 그리고 39일 후 혈액 중의 콜레스테롤과 중성지방 수치를 측정함과 동시에 해부하여 간장 변화를 조사했다. 그 결과 키토산을 투여하지 않은 토끼들의 혈중 콜레스테롤 수치가 1dL당 710mg인데 반해 키토산을 투여한 토끼는 280mg인 것으로 나타났다. 약 430mg이나 낮은 수치를 얻은 것이다.

중성지방 역시 키토산을 먹지 않은 토끼들은 810mg이었으나 키토산을 먹은 토끼들은 430mg으로 약 380mg의 차이를 보였다. 또 해부하여 간장을 직접 조사한 결과 키토산을 먹지 않은 토끼의 간장이 지방간과 간염을 일으키고 있었던 것에 반해 키토산을 먹은 토끼들은 암갈색의 건강한 간장을 지니고 있었다. 이 실험 결과 키틴·키토산이 지방간, 간염, 간경변, 간암 등의 간장병에 크게 효과가 있다는 사실이 증명되었다.

간장 세포는 다른 세포보다 활동이 왕성하고 회복도 빠르지만 만성이 되면 회복력도 감퇴하여 간경변 및 간암의 우려가 있으므로 주의가 필요하다. 침묵의 장기인 탓에 나중에 손을 쓸 수 없게 되는 경우가 많음으로 항상 신경을 쓰기 바라며 더불어 키틴·키토산의 복용을 추천하고 싶다.

7. 중금속 배출 작용

최근 과학의 진보와 함께 과학이 가져온 공해로 난치병, 기형 변이가 속출하고 있다. 이런 가운데 중금속 공해(비소중독, 납중독, 수은, 카드뮴중독 등)로 많은 희생자가 나온 사례는 너무나도 많고 이로 인해 병마에 시달리는 환자들도 수없이 많다. 특히 중독으로 발생하는 질병(격통, 혈액질환, 간장병 등)에 대한 치료법은 거의 없는 상태이다. 그렇다면 우리 체내에 들어간 중금속은 어떻게 해야 할 것인가.

체내에 들어간 중금속류를 거꾸로 체외로 배출시킬 수만 있다면 문제는 간단하다. 그렇다면 중금속류는 어떠한 방법으로 배출시켜야 할까? 앞에서 밝힌 바와 같이 지금까지 체내 중금속을 배출시키는 방법은 하나도 없었다. 만약 있었더라면 미나마타병이나, 이타이이타이병 등으로 생명을 잃은 사람은 없었을 것이다. 그러나 획기적으로 중금속 배출시키는 물질을 발견했는데 이것이 바로 키틴·키토산이다.

돗토리 대학의 히라노 교수진은 유일한 천연소재인 키틴·키토산에 체내에 있는 중금속 이온을 흡착해 배출시키는 기능이 있다는 사실을 밝혀냈다. 키틴·키토산에는 킬레이트화(금속 원소를 이온 결합하는 것)하는 성질이 있어 체내의 중금속을 킬레이트 화합물로 체외로 배출하는 작용을 한다는 것이다.

모든 물질은 여러 가지 분자가 결합되어 만들어진다. 분자는 반드시 플러스, 마이너스로 되어 있으며 이것을 이온이라고 부른다. 즉, 플러스 이온과 마이너스 이온이 서로 끌어당겨 결합되는 것이다. 그렇다면 중금속 유해물질은 무슨 이온일까? 비소, 납, 수은, 카드뮴, 농약, 식품첨가물 등의 유해물질은 모두 마이너스 이온인데 키틴·키토산은 보기 드문 강력한 플러스 이온이다. 키틴과 키토산이 중금속류의 마이너스 이온을 강력하게 끌어당겨 결합해 불순물을 체외로 배출시키는 것이다.

8. 염소 배출 작용

키틴·키토산에는 혈압상승의 원인이 되는 염소를 배출하는 작용이 있다. 키틴·키토산이 체내에서 플러스 이온을 띠는 유일한 동물성 섬유라는 성질을 이용해 식염(나트륨과 염소화합물)에서 마이너스 이온인 염소를 제거해 보니 염분을 섭취해도 혈압이 상승하지 않았다는 사실이 연구 결과를 통해 드러났다.

또한 고혈압의 식사요법으로 필수화되었던 감염식에 키틴·키토산을 병용하면 일반식도 가능해진다는 것이다. 고혈압은 동맥경화와 같이 심장질환과 뇌혈관 장애의 원인이 되기 때문에 키틴·키토산의 혈압강하 작용은 앞으로 돌연사 예방에 상당한 공헌을 하게 될 것으로 기대된다.

키틴·키토산에는 목적장기가 없다

키틴·키토산으로 뚜렷하게 증상이 회복된 사례는 일일이 쓸 수 없을 정도로 많다. 그러나 키틴·키토산으로 암이 완치되었다던가, 류머티스가 완치되었다는 것처럼 성공한 사례를 들어 해당 질병에 키틴·키토산이 효력이 있다고 하는 것은 사실 어리석은 일이다. 이렇게 말할 수 있는 것은 지금까지 여러 번 언급했듯이 키틴·키토산에는 특별한 목적 장기가 없기 때문이다. 이 말은 키틴·키토산에는 전체적으로 질병을 깨끗하게 하는 힘이 감춰져 있다는 의미이다. 어느 특정 질병에 효과가 있는 것이 아니라 어떠한 질병에도 효력을 발휘한다는 것으로 이해하면 될 것 같다.

질병을 치유하는 것은 본래 자기 자신의 힘에 달려있는 것이며 약이나 의사는 보조자로서 보조적인 역할을 할 뿐이다. 즉, 생물에는 자연치유력이라는 힘이 있고 이것이 상처를 치료하거나 이물질이 체내로 들어오면 싸워서 없애는 구조로 이루어져 있다.

"Medicus curat naturea sanat."

즉, 의사는 치료하고, 자연이 고친다고 하였다. 이 말은 히포크라테스의 명언으로 유명하다. 그러나 현대 의학도 다른 과학처럼 19세기 이후로 급속한 발전을 이룩했다. 지금은 바야흐로 유전자 차원의 질환 진단도 가능하게 되었고 소화관 등과 같은 장기 속의 몇 mm 단위의 변이도 놓치지 않을 정도로 기술은 눈부시게 진보하고 있다. 이러한 발전이 의료기관을 질병발견기관으로 부르게 된 까닭일 것이다.

그렇지만 현대의학에 종사하는 많은 의사들도 고도로 발전한 의료기계에 지나치게 의존하고 있어 자칫 기본 의료를 잊고 있는 것은 아닐까 하는 생각이 든다. 의사가 환자를 보는 것은 숙련된 손으로 집어보고 연마된 오감을 구사해서 질환을 판별하고 먼저 자연치유를 시도여야 할 것이다. 그러한 자연치유력이 어떠한 이유에선가 약해졌을 때 키틴·키토산이 본래의 수준까지 돌아가 개선해주기 때문에 어떠한 질병에도 평등하게 효력을 발휘하는 것이다.

키토산에
부작용은 없는가?

　그렇다면 키틴·키토산을 복용했을 때 우리 몸에는 아무런 이상이 없는 것일까? 대답은 물론 '있다'이다. 이것은 역효과가 아닌 호전반응이라고 하는 것으로, 호전반응은 약뿐만 아니라 한방이나 건강식품, 건강기구 등을 사용할 때도 나타나는 현상이다. 여러 가지 새로운 자극에 대해 신체가 반응할 때 일어나는 것으로 몸이 적응할 때까지의 일시적인 현상이므로 안심해도 좋다.

　사람의 몸은 항상 신진대사가 일어나고 있는데 병에 걸리면 이 신진대사의 기능이 제대로 이루어지지 않는다. 여기에 키틴·키토산 등 건강식품의 유효성분이 몸속으로 들어가 신진대사가 왕성하게 이루어지고 체질개선 등의 개선이 이루어지면 일시적으로 독소배출이 강해져 설사, 나른함, 충혈 등의 호전반응이 나타나게 된다. 이 외에 과거의 병력, 현재의 병적상태 등 복잡한 요인이 영향을 미치기도 한다. 물론 이는 건강 회복을 위한 일시적인 현상이므로 신체가 순응하게 되면 당연히 없어지게 되므로 안심해도 된다. 다만, 호전반응으로 생각되는 증세가 너무 심하거나 장기간 계속된다면 전문가에게 복용에 관한 지도를 받는 것이 좋다.

1. 키토산의 호전반응 실태조사

❶ 이완반응

졸음, 나른함, 권태감 등이 나타난다. 지금까지 병적상태에 놓여있던 어떤 장기가 본래의 기능을 회복하기 시작하면 그 병적상태에 맞추어 활동하고 있던 다른 장기들과의 균형이 일시적으로 무너지면서 나타나는 반응이다. 조금 시간이 경과되면 안정된다.

❷ 과민반응

급성의 증상이 만성화돼 안정된 상태가 지속되는 동안 병을 치료하려 하는 강력한 자극이 가해지면 일시적으로 만성 전의 급성 상태로 되돌아가게 된다. 몇 군데의 장기가 동시에 좋지 않을 경우 제일 좋지 않은 부분부터 반응을 보이기 시작한다.

❸ 배설반응

발진, 부스럼, 눈곱, 소변색의 변화, 피부의 변화 등이 나타난다. 몸의 해독작용이 일어나면서 체내의 노폐물 독소 피로 물질을 분해, 배출할 때 나타나는 반응이다. 땀, 뇨, 변, 피부 등에 반응이 나타난다.

❹ 회복반응

통증, 발열, 구역질, 복통, 나른함 등이 나타난다. 지금까지 혈행이 좋지 않았던 부분이 개선되어 머물러 있던 더러운 혈액이 일시적으로 순환되기 시작할 때 나타난다. 혈액이 정화되고 혈행이 좋아지면 이들 증상도 사라진다.

다만, 호전반응이 심할 경우 복용을 일시 중시하도록 한다. 중지 기간은 5~10일 정도이며 그 이후에는 적은 양부터 서서히 늘리도록 한다. 처음부터 많은 양을 복용하면 양을 줄이고 일주일 후 다시 서서히 양을 늘려간다. 개인에 따라 차이가 많기 때문에 자신에게 맞는 양을 상담하여 복용하는 것이 무엇보다도 중요하다.

또 다른 이유로 호전반응과 비슷한 증상이 나타나는 경우도 있다. 그러나 의사에게 진찰을 받아 아무런 이상이 없다고 판단되면 호전반응이라 생각하면 된다.

일본 식약청이
인정하는 키토산

1. 일본 식약청의 키토산 안전성 평가

 키토산은 건강식품 기능성 원료로서 탈아세틸화도가 80% 이상, 키토산 80% 이상을 함유하고 있어야 한다. 여기서 말하는 탈아세틸화도란 키토산 제품 속에 키틴이 들어 있는 비율을 나타내는 것이다. 예를 들어 탈아세틸화도 50%의 키토산이라면 그 속에 절반은 키틴 상태 그대로 남아있다는 의미가 된다. 탈아세틸화도가 다르면 물에 대한 용해도 다르고 몸에 흡수도 다르며 결정적으로 체내에서의 작용에도 큰 변화가 나타난다.

 그렇다면 과연 키토산을 복용해도 우리 몸에는 해가 없는 것일까. 키토산 및 키토 올리고당은 식품원료로 오랫동안 사용되어 왔으며 사용 조건에서 알려진 부작용이 없으므로 안전성에는 문제가 없는 것으로 판단되었다. 일본 식약청의 다음과 같은 여러 연구 결과를 통해서도 그 안전성은 밝혀졌다.

❶ 콜레스테롤이 120mg/dL 이상인 사람에게 12주 동안 매일 키토산을 1.8g씩 섭취시킨 결과 LDL 콜레스테롤이 유의적으로 감소하였으며 HDL-콜레스테롤이 증가하였음을 확인하였다.

❷ 21명의 과체중인에게 28일 동안 식전 30분 전에 키토산을 2.4g씩 매일 섭취시킨 결과 총 콜레스테롤과 LDL-콜레스테롤이 유의적으로 감소함을 확인하였다.

❸ 장기간 혈액투석을 받아온 신장병환자 8명에게 12주 동안 키토산을 매일 4.05g씩 섭취시킨 결과 총 콜레스테롤 함량이 유의적으로 감소하였다고 보고하였다.

❹ 혈중 콜레스테롤 수치가 높은 당뇨환자 40명에게 16주 동안 매일 1.35g의 키토산을 섭취시킨 결과 혈중 총 콜레스테롤과 LDL-콜레스테롤의 함량이 유의적으로 감소하였다고 보고하였다.

❺ 총 콜레스테롤이 5.2mmol/L 이상인 사람을 대상으로 16주 동안 매일 3g의 키토산을 섭취시킨 결과 HDL-콜레스테롤만이 유의적으로 증가하였다고 보고하였다.

❻ 51명의 건강한 비만 여성을 대상으로 8주 동안 일일 2.4g을 섭취시킨 결과 4주 및 8주 후 혈청 LDL-콜레스테롤이 감소함을 확인하였다.

❼ 15명의 건강한 남성을 대상으로 12일 동안 키토산이 함유된 캡슐을 매일 4.5g씩 섭취시킨 결과 분변으로 지방배설이 유의적으로 증가됨을 확인하여 키토산섭취가 분변으로 콜레스테롤을 배출시킬 수 있음을 확인하였다.

반면 일부 건강한 사람을 대상으로 한 시험에서는 키토산 섭취가 콜레스테롤의 조절에 유의적으로 영향을 미치지 않는다는 보고도 있었다. 건강한 성인 130명(총 콜레스테롤 4.8~6.8mmol/L)을 대상으로 10개월 동안 키토산 2.4g를 섭취하게 한 결과 LDL-콜레스테롤 농도의 유의적인 감소를 확인할 수 없었다.

2. 일본 식약청이 말하는 적정 섭취량

일본 식약청은 기능성이 확인된 인체적용 시험에서의 섭취량을 고려하여 키토산과 키토 올리고당을 더해 1.2~4.5g을 일일 섭취량으로 설정했다. 다만, 키토산을 장기간 섭취할 경우 지용성 비타민A, D, E, K의 부족을 초래할 우려가 있으므로 주의해야 하며, 조개류 등에 대한 알레르기가 있거나 비타민과 미네랄을 흡수하는데 이상이 있는 사람은 키토산을 섭취하여서는 안 된다. 또한 제안된 섭취량 이상으로 과량 섭취 시 복부 팽만감을 느낄 수 있으니 주의하여야 한다.

암을
치료하는
일본인들의
**자연
치유법**

제2장

암과 현대의학의 불편한 진실

암이라고
진단받으면

"암입니다." 이 한 마디는 우리를 나락으로 떨어뜨릴 수 있다. 암이라는 진단을 받으면 대부분의 사람들은 머릿속이 새하얗게 되어 '죽음'이라는 한 마디를 떠올리게 된다. 의사가 바로 입원해서 수술하자라고 하면 환자들은 패닉에 빠져 일시적으로 판단 능력까지 잃게 된다. 물론 암환자 가족들도 어떻게 해야 할지 알 수가 없다.

하지만 이렇게 정신없는 와중에서도 수술이나 방사선, 항암제 치료를 받기 전에 현대 치료는 암환자의 부담을 강요하고 있다는 사실을 잊어서는 안 된다. 우선 암환자의 몸이 암 치료에 견뎌낼 수 있는 힘이 있어야 하는 것이 전제조건이 되어야 한다. 이 힘이 약하면 암뿐만 아니라 암 치료에 패배할 가능성이 높아지므로 암으로 병원에서 치료를 받을 때에는 충분한 체력과 면역력을 유지하는 것이 매우 중요하다.

물론 암 진단을 받으면 제일 먼저 암 상황에 대해 의사로부터 상세한 설명을 들을 필요가 있다. 환자 본인이 듣기 힘들다면 가족이라도 제대로 설명을 들을 필요가 있다. 그 과정은 다음과 같다.

1. 암의 진단근거

우리는 암을 진단하기 위해 수많은 검사를 받고 있다. 때문에 검사 결과에 어떤 근거로 암을 진단했는지 제대로 의사로부터 설명을 들어야 할 필요가 있다. 암이라고 확정 진단을 했는지 아니면 암이라고 의심하는 상태인지에는 큰 차이가 있다. 검사 결과 수치 등은 일반인들이 보아서는 알 수 없기 때문에 각각의 검사 결과가 어떻게 정상적으로 다른지 납득할 때까지 의사에게 물어봐야 한다.

2. 암의 발생부위와 진행상황

암이 신체의 어느 부위에서 발생했는지는 물론 어느 장기에 발생했는지를 제대로 아는 것도 아주 중요하다. 이에 따라 추후의 치료방법이나 치료 속도가 달라지기 때문이다. 또한 암은 조기 발견되면 그만큼 완치도 기대할 수 있다. 때문에 암이 어느 정도 진행되고 있는지를 아는 것은 매우 중요하다.

3. 암의 치료와 선택

암의 치료를 위해서는 암 상황에 맞게 선택하기도 하고 여러 가지 치료법을 조합하기도 한다. 의사는 어떤 치료방법이 최선인지를 설명해주기 때문에 환자 자신이나 가족이 잘 생각하고 치료 방법이 납득이 되면 치료를 시작하도록 한다. 암 선고를 받은 직후에는 기분이 크게 동요되기 때문에 냉정한 판단을 내리기란 쉽지 않다. 때문에 마음을 안정시킨 후 나중에 다시 의사와 의료 방침에 대해 확인하는 것이 좋다.

만약 자신에게 암 진단이 내려진다면 패닉에 빠져 멍하니 있을 것이 아니라 암에 대한 정확한 지식을 갖기 위해 공부해야 한다. 암의 정체와 치료법에 대해 알고 나면 암에 대한 공포나 두려움이 훨씬 가벼워지기 때문이다. 또한 잘못된 정보에 현혹되지 말고 책이나 기사 등을 읽고 자신에게 가장 적절하면서도 최선의 내용을 선택해야 한다. 많은 환자들은 수술이 힘들다는 말을 들으면 어찌할 바를 모른다. 하지만 절대 절망할 필요는 없다. 암이 곧 죽음은 아니며, 수술이 불가능하다고 해서 치료가 불가능하다는 말은 아니다.

암 진단을 처음 받으면 의료 시설 중 좋은 병원 두세 곳을 방문하여 검사를 받아보는 것도 중요하다. 왜냐하면 병원 선택이나 담당의사 선택 역시 중요하기 때문이다. 어떤 병원, 의사를 만나느냐에 따라 치료방법이 달라질 수도 있다. 모든 병원과 의사가 똑같을 수는 없지 않은가? 그리고 선택한 병원과 의사를 믿도록 하라. 그러한 신뢰감이 없으면 자신의 병을 치료하기란 쉽지 않다. 의사에 대한 신뢰 없이 의문이나 불안감을 가지고 수술을 받게 된다면 수술결과를 받아들일 수 없는 경우도 있을 수 있다. 무엇이든 두려워하지 말고 몇 번이고 묻고 설명을 들은 다음 최고의 병원과 최고의 담당 의사를 선택해야 한다. 그 이후부터는 그 의사를 믿고 따라간다면 어떠한 병도 빨리 치유할 수 있다.

항암제의
무서운 진실

1. 항암제의 정체

암이라는 단어에 항상 따라붙는 말은 항암제, 방사선 치료일 것이다. 이 중 항암제란 일반적으로는 암세포의 증식을 방해하고 사멸시키기 위해 사용하는 약제를 총칭하는 말이다.

항암제는 주로 전신에 대한 치료에 사용되고 있다. 또는 체내의 암세포 분열 과정에 작용하여 세포의 성장을 방해하거나 암 병소를 완전파괴하며 수술 전에 투여하여 병소를 축소하여 절제할 수 있게 하거나 수술 후 전이와 재발 방지 등 보조적으로 사용되기도 한다. 이에 항암제는 그 종류도 다양하며 암의 종류에 따라 항암제치료를 우선적으로 선택하여 치료할 수 있다.

그러나 항암제로 암을 축소, 소실시킨 경우에도 나중에 종양이 다시 커지거나 재발하는 경우도 많다. 영상검사로 확인할 수 없는 정도의 작은 암이 남아있을 수도 있고, 항암제의 효과가 있다고 해도 단순히 말할 수 없는 경우가 있다는 것을 이해할 필요가 있다.

대부분의 항암제는 세포 자체 또는 세포 안에 있는 DNA에 치명적인 영향을 미칠 수도 있다. 세포 분열 및 증식이 활발한 암세포뿐만 아니라 정상세포에서 혈액을 만드는 골수의 조혈 세포 등은 수시로 세포분열하고 있기 때문에 항암제의 부작용이 일어나기 쉽다. 조혈 세포가 정상적으로 충분히 분열 증식할 수 없게 되면 적혈구와 백혈구 혈소판이 만들어지지 않게 되어 빈혈 및 심각한 감염, 출혈 등을 일으키는 원인이 될 수 있다. 이러한 부작용 발생에는 항암제 종류에 따라 개인차가 있으나 일부 효과를 얻기 위해서는 항암제 사용에 관한 올바른 정보를 알아야 할 필요가 있다.

2. 항암제의 한계

항암치료란 암세포를 화학물질이나 방사선으로 죽이는 치료를 뜻한다. 암세포란 원래 스트레스와 과로로 세포 안에서 과잉 생산된 활성산소와 나쁜 생활환경과 생활습관 속에서 흡수된 여러 발암물질들이 합세하여 정상세포들의 성능을 결정하는 유전자들이 변질되어 생기는 비정상 세포들이다. 이렇게 세포 속의 유전자가 변할 수 있다는 것은 비교적 최근에 발견된 현상이다.

세포의 성능을 결정해주는 유전자들이 변할 수 있다는 사실은 암 환자들에게 새로운 희망을 던져주는 놀라운 발견이다. 왜냐하면 비정상으로 변질된 유전자들이 정상으로 회복할 수 있다는 사실을 내

포하고 있기도 하기 때문이다. 이러한 놀라운 사실을 과학자들이 알게 되면서 암의 자연적치유가 가능하다는 사실이 과학적으로 입증된 것이다.

그러나 불행하게도 암의 자연치유 가능성이 알려지게 된 것은 최근의 일이기 때문에 아직 널리 알려지지는 않았다. 따라서 변질된 유전자들을 다시 회복시키는 자연치유보다는 암세포를 파괴하여 치료하려는 항암요법이나 방사선 요법에 의존하고 있는 것이 현실이다. 하루빨리 새로운 유전자에 대한 지식이 더 깊이 연구되면서 과학적인 사실에 바탕을 둔 암의 자연치유가 시도되기를 바란다.

물론 항암치료로 100% 암세포들을 완전히 제거하여 성공하는 경우도 있다. 그러나 이렇게 항암치료로 성공했다고 해도 그것은 치료가 성공한 것일 뿐이지 치유를 성공한 것은 아니다. 치료를 성공했다는 말은 암세포만은 완전히 제거했으나 암을 생기게 한 원인은 제거하지 못했다는 말이다. 암 발생의 원인이 숨겨져 있는 나쁜 생활 습관이 바뀌지 않는 한 아무리 항암치료가 성공적이었다고 할지라도 그 치료의 성공은 곧 수포로 돌아가고 말게 되어 있다. 아직 제거되지 않은 원인에 의해 유전자는 또다시 변질될 것이고 이로써 암도 다시 생기게 되기 때문이다. 이렇게 다시 새롭게 생긴 암세포들은 더욱 강해진 암세포로서 그 이후의 항암치료에 잘 견뎌내는 내성 강한 악성 암세포가 될 수 있다. 그러므로 진정한 암 치유란 우리 생활 속에 있는 암 발생 원인까지를 함께 제거해 줄 때 성취되는 것이다.

3. 항암치료의 부작용

100% 성공적인 항암치료를 이루었다고 할지라도 진정한 의미에서 환자에게 유익한 것은 암세포가 완전히 제거되었다는 것밖에 없다. 사실 이러한 경우 항암치료 때문에 오히려 면역체계가 많이 약화되어 새로운 암세포들이 생겼을 경우 다시 활동하기에 좋은 체내 환경이 만들어져 있다. 그리고 새로운 암세포들이 더 강한 내성을 갖게 된 것도 사실이다. 항암치료나 방사선 치료 후에 새로운 암의 발생이 더 쉬워지고 살아남은 암세포들이 있을 경우 그 암세포들이 더 잘 자라거나 전이가 더 쉽게 되는 안타까운 상태가 될 수 있음을 꼭 기억해야 한다.

암 덩어리를 현미경으로 자세히 보면 암 덩어리를 구성하는 각각의 암세포들은 제각각 조금씩 다르다. 더구나 암세포들은 정상세포가 나쁜 생활습관 등 때문에 변질된 세포들로 그 변질의 양상이나 정도에 따라서 제각각 모두 다르다. 어떤 암세포는 많이 변질되었을 것이며, 또 어떤 것은 조금만 변질되었을 것이다. 정상에서 조금만 변질된 것을 양성종양세포라고 표현할 수 있고, 이 양성종양이 더 심하게 변질되면 악성종양세포라고 표현한다.

항암치료를 했을 때 심하지 않게 변질된 암세포들은 잘 죽는다. 그러나 유전자가 심하게 변질된 암세포들일수록 잘 안 죽는다. 첫 번째 항암치료로 죽지 않고 살아남은 암세포들은 이 항암치료로 인하여 더욱 심하게 변질되어버린다. 살아남기 위한 변질인 것이다. 이렇게 변질될수록 암세포들은 더 독성을 띠게 되고 이렇게 암세포가 독성화되는 것을 내성이 생긴다고 말한다.

4. 항암치료 과정의 악순환

항암치료를 시작하고 또 방사선을 쬐었더니 줄어들어서 3cm만 남았다. 과거에는 왜 암세포가 3cm만 남았는지 이해하지 못했다. 암세포들이 죽으려면 다 죽어야지 왜 살아남는 암세포들이 있을 수가 있는가? 라는 질문에 대하여 오랫동안 과학적인 대답을 할 수가 없었다. 그런데 최근에 그 답이 밝혀졌다. 알고 보니 남은 3cm의 암세포들은 모두가 독성이 강한 것들이었다. 그래서 처음과 같은 정도의 항암치료로는 죽지 않고 살아남을 수 있었던 것이다.

모든 암 덩어리들은 이런 식으로 되어 있다. 같은 암 덩어리 속의 세포들이라 할지라도 그 성질은 다 다르다. 독성이 강한 세포들과 독성이 약한 세포들의 결합으로 섞여서 암 덩어리가 형성되어 있는 것이다. 그렇기 때문에 시간이 갈수록, 항암치료가 반복될수록 암세포들의 항암제에 대한 내성과 저항력이 강해져서 암의 크기가 줄어드는 속도가 점점 느려지는 반면 환자들의 면역력은 치료가 반복될수록 약해져 간다.

이렇게 항암치료가 계속되면 순수한 정상세포들이 막 죽어나간다. 가장 안타까운 현실은 우리 몸 안에서 저항력을 담당하고 있는 백혈구들이 사정없이 죽어간다는 사실이다. 이 백혈구들이 완전히 죽어서 정상수치 이하로 떨어지면 온몸에 병균이 들어와 심각한 위험에 직면하게 되므로 의사들은 백혈구 수치검사를 계속해 가면서 항암치료를 지속시킨다.

항암치료 도중에 백혈구 수치가 2500 이하로 떨어지면 너무나 위험하므로 항암치료를 중단한다. 독종 암세포들은 잘 죽지 않으니 이걸 죽이려고 더 강력한 항암제로 애써 치료하다 보면 백혈구들이 더 많이 죽어 백혈구 수치가 또 더 떨어진다. 그때가 되면 또다시 항암치료를 중단해야 하는 시점에 도달하게 되는 것이다.

이렇게 백혈구 수치가 너무 떨어지면 다시 백혈구 수치 회복을 기다리면서 항암치료를 부득이하게 중단할 수밖에 없게 된다. 백혈구 수가 현저히 감소되면 살아남은 독한 암세포들의 세상이 되어버리기 때문이다. 자기들을 공격하며 잡아먹던, 면역체계의 가장 중요한 백혈구들이 죽거나 지쳐 나가떨어지면 암세포들은 더욱 자유로워져서 순식간에 자라나게 된다.

그러나 그렇다고 해서 항암치료를 완전히 중단할 수는 없다고 의사들은 말한다. 물론 의사들도 환자들의 면역체계가 극도로 약화되어 있다는 사실을 잘 알고 있다. 그러나 다시 항암치료를 시작하지 않으면 암세포들이 더 기승을 부릴 것도 너무나 잘 알고 있기 때문에 약물을 사용하여 백혈구 생산을 촉진시켜서라도 다시 항암치료를 시도해야만 하는 것이다.

5. 항암치료의 악순환

1차 항암치료로 직경 8cm이었던 암 덩어리가 3cm로 줄었다고 하자. 이 정도면 두말할 것 없이 성공적인 결과이다. 그러나 백혈구 수치가 떨어져 일시 치료를 중단할 수밖에 없게 되었다. 그 후 약 한 달 반을 기다려서 백혈구 수치가 다시 회복되어 올라갔을 때에 암 덩어리는 1차 치료로 8cm에서 3cm로 줄었다가 치료를 중단한 동안 다시 3cm에서 5cm가 되어버렸다. 이렇게 쉽게 암 덩어리가 클까 싶지만 이러한 현상은 당연히 일어날 수밖에 없는 현상이다.

그때까지 살아남아 있는 악성 암세포들에게는 면역체계의 중추세포인 T세포가 약해져 있기 때문에 더 쉽게 자랄 수 있는 절호의 기회가 온 것이나 마찬가지이다. 그 때문에 3cm로 줄었던 암 덩어리가 5cm로 더 커지는 경우가 허다한 것이다. 그리고 앞에서도 말했듯이 다시 커진 암세포들의 내성은 한층 강해지게 된다.

그리고 2차 항암치료에 들어가게 된다. 이때 살아남은 아주 독한 암세포들은 1차 치료를 경험하고도 살아남은 암세포들이다. 때문에 이제 2차 치료는 1차와 같은 약이나 용량과 방법으로는 살아남은 독종들을 도저히 죽일 수가 없다. 그러므로 더 독한 항암제를 더 많은 양을 사용해야 한다. 그러나 이 지독해진 악성암세포들은 저항력이 생겨서 1차 항암치료 때처럼 쉽게 그 크기가 줄지 않는다. 반면 백혈구 수치는 1차 항암치료 때보다 더 쉽게 떨어진다. 1차 치료 때보다 더 독하고 강한 약이기 때문에 백혈구들이 쉽게, 그리고 더 많이 죽게 되는 것이다.

2차 치료가 끝날 때는 당연히 백혈구들도 초토화되어 면역체계는 마침내 극도로 약화되어 있는 상태에 이르게 된다. 이렇게 되면 항암치료를 또다시 중단해야만 한다. 이때에는 백혈구의 회복에는 더 많은 시간이 걸린다. 다시 백혈구 숫자가 어느 정도 회복되어 3차 항암치료를 시도하려고 검사를 시행한다.

그리고 3차 치료를 앞두고 어떤 의사들은 항암치료의 결과에 대하여 회의를 느끼는 경우가 있다. 이럴 때에 의사가 환자에게 치료를 더 받으시겠습니까? 라고 묻는 경우가 있는데, 이 경우에는 현대의학적인 입장에서 더 이상 확신이 없다고 판단하는 경우이다. 즉, 의사로서 더 이상 치료를 고집할 명분이 확실하지는 않으나 계속 치료해보시겠습니까? 라는 의미이다. 그래서 환자가 치료를 안 받겠다고 하면 의사도 환자의 결정에 동의하면서 지금 이 상황에서는 항암치료를 더 받아도 별로 도움이 안 된다고 솔직하게 이야기하는 경우가 많다.

그러나 어떤 의사는 그래도 치료를 고집하는 경우가 있고 또 어떤 환자는 끝까지 항암치료를 계속하겠다는 환자도 있다. 왜냐하면, 항암치료밖에 희망이 없다고 믿고 있기 때문이다. 그래서 3차 치료를 할 때는 항암제도 훨씬 더 독해지고 약의 종류 수는 물론 용량도 늘어난다. 이렇게 3차 치료를 시작하자마자 T세포는 거의 죽어버리고 면역체계는 거의 전멸상태에 들어 가버린다. 이러한 상황에서는 항암치료 후에 암의 크기에 변화가 전혀 없는 경우가 허다하다. 그러나 암 덩어리가 오히려 더 커져 있거나 전이되어 있는 등 더 좋지 않은 현상이 일어나 있을 수도 있다.

이렇게 항암치료는 반복되어 갈수록 암세포들은 더 죽이기가 어려운 강한 내성을 갖게 되는 반면 환자의 건강상태는 극도로 쇠약해진다. 그리고 그 결과 더 이상 치료를 견딜 수가 없게 되는 경우가 생기게 되는 것이다. 이러한 상황에 도달하게 되면 의사는 확실히 치료를 포기하게 되고 환자에게 이제 집에 가서 기다리라고 말할 수 밖에 없게 된다. 현재의 항암치료의 실상이 이렇다.

6. 항암치료의 성공은 일시적인 현상일 뿐이다

항암치료가 성공한 경우는 1차 치료에서 암이 완전히 없어지는 경우이다. 1차 치료만으로 암을 치료하고 환자는 병원에서 퇴원한다. 그리고 옛날 암에 걸리기 전의 생활습관으로 되돌아간다. 암이 생기는 것이 잘못된 생활습관과 잘못된 외부 환경 등 스트레스의 결과라는 것을 모르기 때문이다. 생활습관 등을 바꿀 생각은 전혀 하지 않은 채 살다 보면 1년 반, 혹은 2년 후 다시 암은 재발해 있다. 이렇게 되면 다시 위와 같은 항암치료의 코스를 되밟아가게 되는 것이다.

물론 항암치료를 하지 않아도 암의 자연치유 가능성이 과학적으로 근거가 있다는 사실이 유전자의학적으로 발견되었다. 그러므로 초기 암도 좋은 생활습관만으로 이길 수도 있다는 것은 확실하다. 그러나 중요한 것은 환자 자신이 얼마나 자신의 병에 대하여 그 진상을 확실히 이해하고 있느냐가 문제인 것이다. 그리고 환자가 얼마나 확신을 가지고 바뀐 생활습관에 임하는 것이 중요하다. 아무리 우수한 항암치료일지라도 환자가 제대로 임하지 않는다면 그 결과는 의문스러울 수밖에 없다.

7. 5년만 지나면 모든 것이 끝나는가?

항암치료를 하면서 생존율이 몇 프로가 된다는 말을 듣게 되는데 사실 이 말의 뜻은 5년 생존율이라는 의미이다. 여러 종류의 항암치료를 해서 환자의 암이 완전히 치유되지는 않을지라도 치료 후 5년 동안 죽지 않고 살아 있을 수 있는 확률을 이야기하는 것이다. 의사들의 입장에서는 어떤 항암치료를 사용했을 때 5년 이내에 죽지 않으면 성공으로 간주하기로 서로 약속한 것이다. 환자가 5년 1개월 만에 죽어도 그 치료법이 성공했다고 친다. 5년 생존율이란 그런 통계적인 개념의 생존율을 말하는 것으로 결코 암이 완치된다는 개념은 아니다.

동일한 종류의 암 치료에도 여러 방법이 있다. 여러 대학에서 개발한 방법, 여러 제약회사들이 개발한 각종 약 등의 효력을 비교하려다 보니 기준이 필요해졌고, 이에 여러 가지 항암치료법을 비교하기 위해 5년이라는 생존율이 나온 것이다. 환자에게는 5년이 경과했다고 해서 옛날 생활로 다시 돌아가도 암이 다시는 재발하지 않는다는 말은 아니다.

암은 나쁜 생활습관 속에서는 6년, 10년 후에도 언제든지 재발할 수가 있다. 생활습관을 완전히 바꾸는 것 이외는 다시 재발하지 않게 하는 어떤 대체의학이나 현대의학적인 치료법도 존재하지 않는다는 것을 확실히 인식하여야 한다.

특히 암이 전이된 상태에 있는 암환자들은 항암치료를 시작하기 전에 의사들에게 항암치료를 안 받을 때 어떻게 되는지를 꼭 물어

보아야 한다. 만약 의사가 이 질문에 2~3개월이라고 답한다면 항암요법은 어느 정도의 수명연장을 위한 것이지 암 완치를 위한 치료는 아니라는 것을 알아두어야 한다.

암세포를 완전히 없앨 수 있는 길은 몸속의 T세포가 암세포를 죽이는 경우, 암세포들이 자살하는 경우, 암세포 속의 비정상 유전자들이 다시 회복되는 경우, 그리고 정상세포에서 종양억제 단백질을 생산하여 암세포에게 나누어주면 암세포가 정상세포가 되는 방법밖에 없다.

8. 암세포의 동면

항암치료를 시작하기 전에는 암의 상태와 받고 난 후의 상태를 꼭 확인해야 한다. 무조건 치료하면 낫는다는 개념을 가지고 접근할 것이 아니다. 암이 이미 퍼졌을 때는 대부분의 경우 의사들도 이 암이 완전히 낫는다는 확신을 가지고 있지 않다. 암이 퍼졌을 때 유일한 치유의 길은 생활습관을 혁명적으로 정상화시키고 정신적 안정과 영적 확신으로 자신을 변화시키는 길뿐이다.

어떤 사람은 대장암이었는데 수술도 잘되고 잘 치료했다고 했는데 1년 반 후에 재발되어서 폐로 전이되었다. 폐에도 여덟 군데나 퍼졌고 길어야 8~10개월을 산다는 선고를 받았다. 치료를 안 받으면 어떻게 되느냐고 물었더니, 6개월 안에 암이 확 퍼질 것이라고 했다고 한다. 그리고 이 사람은 치료를 포기하고 건강식을 하고 운동을 꾸준히 했다. 그런데 6개월이 지나도 멀쩡해서 병원에 가서 찍어보았더니 암이 예전 그대로의 상태로, 거의 변화가 없었다. 의사들은 너무나도 이상해서 암이 아니었나 하고 생각했을 정도라고 한다. 이 사람이 6개월이 지나도 멀쩡했던 것은 건강한 생활습관을 했기 때문이다. 물론 암이 사라진 것은 아니었다. 하지만 전이가 되지는 않았다. 과연 이러한 경우는 가능한 것일까?

건강식을 하고 생활 습관이 바뀌면서 T세포가 강해지는데, T세포가 강해져서 활동하기 시작하면 암세포는 T-림프구에 들켜서 죽을까 봐 활동을 멈추고 숨어있게 된다. 이런 상태라면 10년 이상도 더 살 수 있다. 그래서 좋은 생활습관을 잘 지키고 실천만 해도 암이 퍼져 있었음에도 불구하고 더 이상 활동은 하지 않는다는 기이한 현상이 일어난 것이다. 이런 상태를 '암 동면상태(Cancer Dormancy)'라고 부른다. 이렇게만 되어도 생명에는 전혀 지장이 없다. 지금 암에 걸려있어도 몸속에 있는 내 암이 그대로 동면하게 되면 결코 암으로는 죽지 않는다는 말이다.

의사들이 말하기를 항암치료를 하면 수명이 1년, 혹은 2년 정도가 연장된다고 하지만 실제로는 이 기간은 참으로 괴롭다. 연장되는 기간 동안 너무나 아프고 힘들어서 죽어버렸으면 하는 생각마저 들기도 한다. 이런 참혹한 연장보다는 생활습관 하나만을 바꿔서 병은 치유하지 못하더라도 2~3년의 연장도 가능해진다. 2~3년 잘 가다가 인생에서 스트레스에 휘말리게 되고 생활습관이 다시 나빠지면 암은 언제든지 재발할 수도 있다. 그러나 그 2~3년 동안은 항암치료의 괴로운 후유증 없이 비교적 건강하게 살 수 있다.

마음속으로 스스로 기도하고 선택하라. 누구도 대신 선택해 줄 수 없다. 자신이 선택해야 한다. 모두가 옳은 선택을 하기 위해서라면 일단 자신에게 정직하고 충실해야 한다. 유전자는 창조주가 창조한 글자이며 창조된 프로그램이다. 그러므로 창조주에게 맡기는 것이 인간에게 맡기는 것보다 더 탁월한 선택이다.

9. 암 치유에 가장 기본이 되는 '자연치유법칙'

우주에 존재하는 모든 물체가 움직이기 위해서는 반드시 외부로부터 에너지가 주어져야 한다. 이 사실은 누구나 당연한 상식으로 알고 있는 에너지 보존법칙의 가장 초보적 개념이다. 인간의 몸도 마찬가지로 외부에서 에너지가 전해져야 비로소 움직일 수 있다. 그런데 놀라운 것은 인간의 세포가 저절로 작동한다고 믿는 사람들이 너무 많다는 것이다.

질병은 유전자의 변이 또는 유전자의 구조적 변화로 말미암아 발병한다. 그런데 이 유전자는 DNA라는 화학물질의 집합체에 불과하며 이 DNA도 외부에서 주어지는 에너지의 공급 없이 스스로 움직일 수 없다. 따라서 유전자(DNA)의 작동에는 에너지 공급이 필수적이다.

그리고 더 놀라운 것은 유전자에도 충분한 에너지가 공급되면 소멸된 유전자는 재생, 회복되어 왕성하게 정상적으로 작동하여 각종 생명유지물질들을 생산하여 건강을 유지시킨다는 사실이다. 그러나 그 에너지의 공급이 불충분하거나 재생되지 않으면 유전자들이 중요한 생명유지 물질들의 생산이 더뎌지면서 생명유지에 차질이 생기게 되고 그 결과 질병이 발생하게 된다.

여러 종류의 생명유지물질들 중의 한 가지가 바로 매일 인간의 몸속에서 생기고 있는 암세포들을 죽여서 사람들이 암환자가 되지 않도록 하여 생명을 유지시키는 '자연치유제'라는 물질이다. 사실상 이 세상의 모든 사람들은 매일 암에 걸리면서 살지만 이 자연치유제의 생산으로 매일 자연치유를 통해 암을 치유하고 있다. 그런데 만약 이 자연치유제를 생산하는 유전자에 에너지의 공급이 감소되거나 없어지면 그 유전자는 정상작동이 감소되거나 중단되어 자연치유제의 생산이 부족하거나 중단되게 된다. 이렇게 되면 결국 건강했던 사람이 암환자가 되는 것이다. 사람들이 암환자가 되지 않고 건강을 유지하며 살아가는 것도 결코 저절로 되는 것이 아니라 에너지 공급을 외부에서 받고 있기 때문에 일어나는 현상이다.

암세포는 모든 인간의 몸에서 매일 약 수백 개에서 수천 개까지 생겨나고 있다. 만약 암의 자연치유가 일어나지 않는다면 모든 인간들은 암환자가 되고 사망하고 말 것이다.

10. 현대의 항암치료를 극복하는 자연치유

인간의 몸속에는 면역체계를 구성하는 백혈구들이 있다. 여러 종류의 백혈구들 중에 T-세포라는 특수한 백혈구가 있는데, 이 T-세포 속에 '자연치유제'를 생산하는 유전자가 있다. 이 유전자가 생명에너지를 받아 정상 활동으로 자연치유제를 생산하고 암세포를 죽여 암을 자연치유하는 것이다. 매일 인간의 몸속에서는 이런 자연치유 현상이 일어나고 있다는 것을 다시 한번 강조하고 싶다.

그러므로 진정한 암의 치유는 자연치유가 다시 시작되도록 하는 것인데 결국 이 생명에너지의 공급을 바탕으로 암의 진정한 치유가 이루어지게 되어 있다. 최근 첨단유전자의학도 이제 이러한 생명에너지, 곧 生氣의 존재를 인식하기 시작하고 있는 것 같다. 그러나 아직도 과학적으로는 이 生氣, 곧 생명에너지의 정체를 알지 못하고 암 덩어리만 파괴하고 있다.

현대의학에서 항암치료의 근본 이론은 암세포를 완전히 죽이면 완치한다는 이론이다. 그러나 이 이론 자체가 모순이며 착각이다. 가장 기본적인 자연치유법칙을 망각한 치료 이론인 것이다. 그 이유는 아무리 암세포를 완벽하게 제거해도 암세포는 매일 또다시 생기기 때문이다. 그러므로 아무리 현대의학적인 항암치료로 완벽하게 100% 암세포의 제거가 이루어졌다고 할지라도 T-세포 속의 자연치유제를 생산하는 그 유전자가 생명에너지를 받아서 정상작용하지 않는 한 자연치유가 다시 일어날 수 없다. 또 이 자연치유가 다시 시작하지 않는 한 암의 완벽한 치유는 있을 수가 없다. 그러므로 현재 행하여지고 있는 현대 의학적 항암치료는 유전자의 회복과는 상관없는, 다시 말하면 생명에너지와 유전자의 작동 관계를 고려하지 않는 자연의 순리에 역행하는 치료라고 결론지을 수 있겠다.

그래서 증세치료로는 일시적으로 성공적일 수 있지만 또다시 자연치유가 시작될 수 있도록 환자를 도와주지 않는 한 매일 생산되는 새로운 암세포들을 죽일 수 있는 능력이 없기 때문에 치료 결과는 비극적일 수밖에 없다.

　이러한 모순적인 일시적인 중세치료를 현대의학이 아직도 하고 있는 이유는 이러한 항암치료법이 지금까지 밝힌 유전자의 작동원리와 생명에너지의 존재에 대한 이해가 전혀 없었던 과거에 개발되었기 때문이다. 그러나 최근에는 이러한 모순을 현대의학도 감지하기 시작했기 때문에 미래의 항암치료는 유전자의학의 발전에 기대를 걸고 있는 것이다. 그러므로 암의 진정한 치유는 T-세포 안에 속해 있는 자연치유제 생산 유전자가 다시 이 생명에너지를 받아 다시 힘을 키우는 길밖에 없다.
　가끔씩 현대의학적인 항암치료를 받고 완치되었다는 분들을 만나볼 수 있다. 그러나 그런 사람들을 붙잡고 이야기를 들어보면 항암치료 후에 생각과 생활습관을 완전히 바꾸고 그 과정속에서 생명의 에너지를 자기들도 모르는 사이에 받아 다시 유전자가 정상작용하면서 암의 자연치유가 시작되었던 것을 알 수 있다. 자연치유의 법칙, 곧 에너지 보존의 법칙이 세포와 그 속에 입력된 유전자에 적용되는 치료만이 참 치료라고 생각된다. 그러므로 생명에너지의 본질을 알고 그 생기를 받아들여서 그 생명에너지로 유전자를 정상활동하게 하여 손상되고 변질된 유전자들을 다시 회복시켜 주는 것만이 암에서 벗어나는 열쇠라고 할 수 있겠다.

암을 예방하는
일상생활 습관

영국의 역학연구자인 doll과 peto는 수많은 과학논문을 정리해 미국인의 암 사망의 원인으로 어떤 요인이 어느 정도의 비중을 차지하고 있는가 하는 기여 비율을 추정·발표했다. 그 결과 식생활 개선을 통해 예방할 수 있는 암 사망비율은 35%(허용 추계범위: 10~70%), 흡연이 기여하는 비율, 즉 금연 예방으로 가능한 비율을 25~40%로 추산했다.

또한 바이러스나 세균 등의 감염이 10% 이상, 생식 요인, 성행위가 7%, 직업 4%, 음주 4%, 자연 방사선이나 자외선 등의 지구 물리적 환경 3%, 대기오염 및 수질오염 2%, 의약품 식품첨가물 및 산업생산물이 각각 1%였다. 하버드대학의 암 예방센터의 연구 결과에서도 흡연, 식사, 운동, 음주 등 대표적인 생활습관 요인이 68%를 차지하는 것으로 나타났다.

1. 식습관

식사와 비만은 암의 원인의 30%를 차지하고 있다. 이는 식습관 개선이 암 예방과 직접적인 관계가 있다는 것을 의미한다. 그러나 현재로서는 식품이나 영양소 수준의 관련은 아직 자세하게 알려지지 않고 있다.

세계보건기구와 식량농업기구 각국의 전문가들이 모여 만든 『식품 영양과 만성 질환의 예방(2004)』을 보면 운동으로 대장암 위험이 낮아지고 과체중과 비만으로 식도, 결장, 직장, 유방, 자궁체부, 신장의 각 암 발병률이 높아진다고 한다. 이 중 관계성이 확실하다고 판단된 항목은 채소와 과일로 구강, 식도, 직장의 암 위험이 낮아지고, 운동으로 유방암 위험이 낮아진다고 한다. 그리고 저장고기는 결장과 직장의 암 위험이 높아지고, 염장 제품과 소금으로 위암이, 뜨거운 음식물로 구강, 인두, 식도암 위험이 높아질 수 있다.

2. 감염

2003년 국제암연구기구의 보고서에 따르면 바이러스, 박테리아, 기생충 등의 지속적인 감염으로 발생하는 암의 비율은 18% 정도로 추산되고 있다.

예방방법은 백신투여에 의한 감염 예방, 투약에 의한 감염체 치료 등을 들 수 있다. 또한 암으로 인한 사망을 감소시키기 위해 증상이 없는 지속 감염자의 파악과 정기검진에 의한 조기 병변의 발견과 치료가 이루어지고 있다.

3. 직업암

어떤 종류의 직업에 임하게 되면서 많이 접촉하게 되는 화학물질에 의해 발암 위험이 높아지기도 한다. 선진국에서는 작업환경이 개선되어 발암 가능성이 있는 화학물질을 금지 또는 최소한으로 제한하고 취급에 철저한 관리를 부과하고 있다.

또한 암 발생에 일정한 잠복 기간이 있는 물질도 있어 과거에 접촉하고 있던 발암물질이 과거뿐만 아니라 현재와 미래에 암을 발생시킬 수도 있다. 실제로 석면은 20~40년의 잠복 기간을 가진다.

4. 주거 환경

대기와 실내 공기, 물, 토양 등에 포함된 발암물질도 발암 위험도를 높이고 있는 것으로 알려졌다. 석면 광산 및 제조공장 주변 주민, 또는 그 노동자와 동거하는 가족에게서 악성 중피종 등 석면 특유의 암이 발생하고 있다. 이 때문에 특정지역에 한정해 가능한 예방을 하고는 있지만 실제로는 예방되고 있는지 확실하지는 않다.

5. 방사선

자연, 직장 의료 등 인공적으로 발생하는 방사선은 다양한 암의 위험을 증가하는 것으로 유명하다.

6. 담배

현대적 의미에서 암의 가장 큰 원인은 담배라고 생각한다. 한국인 남성의 40%는 흡연을 하고 있고, 심지어 청소년 흡연율은 세계 1위라고 한다. 담배를 피우면 폐에 타르가 부착되고 폐암 등에 걸리기 쉽게 되는 것은 누구라도 알고 있는 사실이다.

7. 소금

소금은 위장의 세포를 끊는 작용이 있어 소금 자체는 우리의 DNA에 손상을 끼치지 않지만, 손상된 세포를 암으로 촉진하도록 작용하는 것으로 생각된다. 특히 한국인에게서 위암 발병률이 많은 원인 중 하나로 소금 섭취량이 많다는 점을 들 수 있다.

더군다나 한국에는 외국에는 없는 간장이라는 것이 있고 김치 등 절인 음식이 많아 위암에 걸리는 사람이 많은 것으로 볼 수 있다. 옆 나라 일본에서도 우리처럼 된장과 간장을 먹고 있지만, 두부, 낫또, 두유 등 발암을 억제하는 음식을 섭취해 왔다. 이것이 바로 대두이소플라본이라는 것이다. 일본인의 대두이소플라본의 섭취량은 미국인의 700배 정도로, 일본 국립암센터 암예방검진연구센터 예방연구부에서 조사한 결과 이를 통해 암 발병률이 상당히 억제되어 왔다고 한다. 그래서 콩을 사용한 음식을 적극적으로 섭취하는 것이 암 예방 관점에서 중요하다는 사실이 드러났다.

8. 채소와 과일

채소와 과일은 카로틴, 엽산, 비타민, 오시아 네이트 등의 다양한 성분이 체내에서 발암물질을 해독하는 효소의 활성을 증가시키고, 또 몸속에서 발생한 활성산소 등을 제거하는 메커니즘이 있을 가능성이 있다. 채소와 과일은 식도, 위, 대장 등 소화기관의 암 위험도와 확실한 관련이 있는 것으로 보인다. 하지만 많이 먹는다고 해서 암 예방 효과가 좋다는 데이터는 없기 때문에 적절한 섭취가 중요하겠다.

암을
치료하는
일본인들의
**자연
치유법**

제3장

각종 암의 원인과 치료

위암

우리의 위는 섭취된 음식물을 일시적으로 저장하고 수축과 이완을 반복하는 위 운동과 소화액이 포함된 위액 분비를 통해 음식물을 잘게 부수는 소화기능

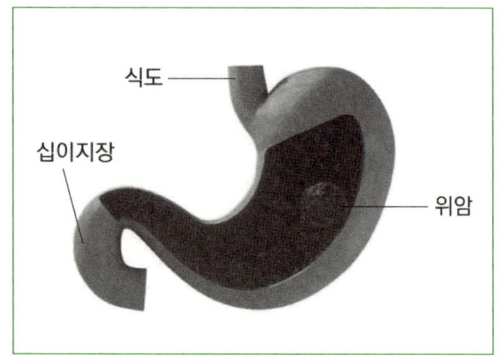

을 가진 기관이다. 위는 식도에서 위로 넘어가는 입구인 분문부위와 십이지장으로 가늘게 이어지는 유문부위로 나뉜다. 그리고 위벽은 안쪽부터 점막층, 점막하층, 근육층, 장막층으로 이루어져 있는데 위암은 위의 점막층에 생기는 악성종양이다. 점막층에 생긴 암은 점막하층, 근육층, 장막층을 거쳐 혈관을 통해 주위 림프절이나 다른 장기로 퍼져 나간다. 점막층 또는 점막층과 점막하층까지만 암세포가 퍼져 있을 경우 이를 조기 위암이라고 하고, 근육층과 장막층까지 퍼져 있으면 진행위암이라고 한다.

1. 원인

　암 중에서도 한국인이 가장 많이 걸리는 위암이 발병하는 원인은 무엇일까? 위는 여러 가지 음식이 일차적으로 접촉되면서 물리적, 화학적 자극에 거의 무방비상태로 드러나 있다고 해도 과언이 아니다. 따라서 섭취하는 음식물의 종류, 질, 조리방법, 나아가서는 온도 및 분량이 위암 발생에 큰 영향을 미친다. 이 밖에도 위암의 요인은 많다.

❶ 식생활

　변질된 음식이나 짠 저장음식(소금) 등은 소금 자체가 암을 일으키는 것은 아니지만, 지나치게 섭취할 경우 위 점막에 손상을 주어 식품을 통해 들어온 발암물질의 촉진제 역할을 할 수 있다. 하루 권장 식염섭취량은 5~10g 정도인데(세계보건기구 WHO: 5g 이하 권장) 실제로 한국인들은 2배에 달하는 18~25g를 먹고 있어 위암 위험군에 속하고 있다. 위암이 많이 발생하는 식습관에는 소금, 전분 및 곡물, 절인 생신을 비롯한 염장식품, 훈제식품, 불에 그을린 음식을 많이 먹는다는 공통점이 있다. 반대로 위암 발생률이 낮은 식습관에는 녹황색 채소나 과일, 우유, 그리고 단백질 소비량이 많다는 특징이 있다.

❷ 만성 위염이 위암으로 발전

　위암의 전 단계 병변으로 밝혀진 것으로는 만성 위염의 대부분을 차지하고 있는 위축성위염과 장상피화생이 있다. 위축성위염이란 위 점막의 주요 부분이 얇아진 상태에서 염증이 생기는 것이다. 위축성

위염이 진행되면 위점막에 장점막과 비슷한 세포가 나타나는데 이런 상태를 장상피화생이라고 한다. 즉 장점막-장상피화생-위암의 발생이라는 과정을 거치게 된다. 이와 같이 위암은 하루아침에 발생하는 것이 아니므로 정기적인 검진과 자가진단을 하고 식생활습관도 꾸준히 개선해 나가는 것이 중요하다.

❸ 유전적 요인

위암 환자의 직계가족에게 위암이 발생할 가능성은 일반사람보다 2~3배가 높다는 연구 보고가 있다. 그리고 위암환자가 특히 많이 발병하는 가족력 있는 것을 보면 위암 발생 원인으로 유전적 요인도 무시할 수 없다. 지금까지 밝혀진 위암의 유전자는 세포와 세포 사이를 단단히 결합시키는 단백질의 합성을 지시하는 유전자가 돌연변이를 일으킨 것으로 이 유전자가 있을 경우 위암에 걸릴 확률이 70~80%에 달해 정상인보다 위암 발생률이 수십 배나 높다.

❹ 만병의 근원 스트레스

한 통계에 의하면 위암환자의 약 3분의 1 이상의 혈액형이 A형이라고 한다. 성격이 내성적이고 신중한 성격을 가지고 있어 정신적 갈등이 있을 때 이를 밖으로 내색하지 않고 혼자 속으로 삭히는 경향이 있는 사람이 많다고 한다. 사람이 살면서 스트레스를 어떻게 안 받겠냐마는 너무 속에만 쌓아두지 말고 한 번씩은 속 시원하게 내뱉거나 스트레스 해소가 되는 취미를 갖는 것도 크게 보면 위암을 예방하는 방법이 될 수 있다.

❺ 위산 속에서도 죽지 않는 헬리코박터 파일로리

헬리코박터 파일로리란 헬리콥터의 날개처럼 생긴 섬모균으로 사람의 배설물을 통해서 전염된다. 위벽을 덮고 있는 두꺼운 점액층에 서식함으로써 위산 속에서도 죽지 않고 위궤양, 십이지장 및 만성 위염을 일으키는 것으로 밝혀졌다. 실제로 전체 위암환자의 40~60%에서 헬리코박터 파일로리가 검출된다고 한다.

2. 증상

위암은 한국인의 암 발병률 1위인 만큼 초기 증상이 전혀 없다고 해도 과언이 아니다. 일단 어느 정도 진행된 이후 몇 가지 증상을 자각할 수 있을 정도이다. 즉 명치 끝이 아프거나 더부룩하고 가슴이 답답하며 속이 메스꺼우면서 구역질이 나고, 식욕이 없고 체중이 줄고 트림도 자주 나오고, 나른하고 빈혈이 생기는 것 등이 증상인데 이 중 어느 한 가지도 암을 바로 알 수 있는 특유의 증상은 아니다. 여기서는 증상에 따른 설명을 붙이니 자가진단을 해 보는 것도 좋을 듯하다.

❶ 명치 끝이 아프다

공복 시 또는 식후에 명치가 아픈 것도 있지만 항상 통증은 있을 수 있다. 이런 때에는 반드시 정밀검사를 받아야 한다. 대개는 위염이나 위궤양인 경우가 많지만 조기 위암에서 이런 증상이 나타난다.

❷ 출혈을 한다

암이 생기면 암세포의 일부가 괴사되면서 그 자리가 헐어 출혈이 생긴다. 적은 양이라도 출혈이 있을 때에는 반드시 검사를 받도록 한다. 그러나 위염, 위궤양 등의 경우에도 출혈이 있을 수 있으므로 반드시 암이라 단정 지을 수는 없다.

❸ 검은색 대변을 본다

타르색과 같은 검은 변을 보는 것도 위암 증상 중의 하나이다. 물론 상부소화관 중 어느 곳이든 병변이 생기면 하혈할 수 있지만, 위에서까지 출혈이 있으면 그것이 위산과 섞여 소장, 대장을 거치면서 검은색이 되는 것이므로 주의 깊게 살펴보도록 한다.

❹ 체중이 감소한다

체중이 줄어드는 증상은 조기 위암 증상이 아니라 상당히 진행된 위암일 경우가 많다. 사람에 따라서는 다소 차이가 있지만 조기 위암일 경우에도 몸이 쇠약해지면서 체중이 줄어드는 증세가 있다.

❺ 배에 혹이 만져진다

위암이 어느 정도 진행되면 상복부의 단단한 혹을 직접 만질 수도 있다. 말기 암일 때에는 암세포가 복간 내로 퍼져 복수가 차면서 배가 불러오고 온몸과 다리가 붓기도 한다. 또 왼쪽 쇄골상와, 즉 빗장뼈가 가슴뼈에 붙은 위쪽 움푹 들어간 곳에 2~3개의 림프절이 만져지면 위암이 꽤 진행된 것이다.

위에 생긴 암세포가 림프관을 통해 림프절에 전이된 경우로써 아무 이상이 느껴지지 않더라도 위암검사를 꼭 받아야 한다.

3. 검사 방법

　물론 이들은 생활 속에서 가능한 자가진단법이며 병원에서는 X선 검사, 위내시경 검사, CT 검사로 큰 고통 없이 쉽고 정확하게 진단할 수 있다. X선 검사는 조기암 발견에 혁신적인 성과를 가져다주었다. 공기와 조영제인 황산바륨의 명암으로 위암의 형태, 크기, 침윤 정도 등 미세한 병변이라도 확실하게 투영하여 직경 3mm의 암까지도 발견할 수 있다.

　위내시경 검사는 X선 검사가 숲을 본다면 내시경 검사는 나무를 보는 것이라고 할 수 있다. X선 검사로 위에 이상이 발견될 경우 위내시경 검사를 하게 된다. 내시경 검사는 렌즈와 작은 전구가 달린 가느다란 튜브를 입을 통해 위 속으로 집어넣어 관찰하거나, 조직 일부를 떼어내어 현미경으로 조사한다. 때문에 조기진단에 반드시 필요한 검사로 숙련의에 의하면 95% 이상에 달하는 정확도를 기대할 수 있다.

　또 컴퓨터 단층촬영(CT)은 X선 이중조영술과 내시경검사로 위암이 확진된 다음 병기 결정검사를 하는 데 필요한 검사이다. 병기는 암의 침윤 정도, 주변 림프절 전이, 다른 장기로의 전이 등으로 결정되는데 그에 따라 치료방침이 달라지기 때문에 컴퓨터 단층촬영은 오늘날 위암진단 과정에 필수적으로 쓰이고 있다. 이 밖에도 보조적인 검사 방법으로는 MRI(자기공명촬영), 혈액검사, 잠혈에 대한 검사, 종양 표지자 검사 등이 있다.

4. 치료법

이러한 검사로 위암임이 확실시되면 수술이나 항암제로 치료에 나서게 된다. 위암 치료에는 수술, 항암제, 방사선의 3대 치료법이 주를 이루고 있다.

❶ 수술요법

조기 위암이나 국소 림프절에만 약간 전이되어 1기 및 2기 등 비교적 중기의 진행성 위암일 경우에는 근치적 절제 수술이 가능하다. 그러나 3기 이상일 때에는 대개 완치보다는 증상 완화를 목적으로 하거나 화학요법의 치료 효과를 좋게 하기 위해 수술을 한다. 수술이 가장 좋은 치료법이기는 하지만 조기 위암에 비해 진행위암일 경우 치유율이 상당히 떨어진다는 단점도 가지고 있다.

특히 암세포가 복강 내부까지 퍼져있을 때나 간이나 폐로 전이되었을 때, 또는 림프절의 전이가 대장 주변까지 퍼져있는 경우에는 암으로 가는 혈관을 묶거나 복강 속에 항암제를 뿌리는 방법을 쓰기도 하지만 부득이한 경우에는 그냥 닫아버리기도 한다. 그리고 힘들게 수술을 받았다 하더라도 암세포가 다른 림프절이나 간장, 복막 등에 숨어 있는 경우가 있는데, 이 숨어 있는 암세포가 증식하는 것이 곧 암의 재발이다. 위암의 재발은 수술 후 30개월 이내에 가장 많이 나타난다고 한다.

❷ 항암요법

항암요법은 혈관을 타고 전신에 퍼져 있는 암세포를 구석구석 찾아내 죽일 수 있는 전신요법이다. 항암제 사용은 수술이 불가능한 3기에서 4기 진행암 환자의 경우에 차선책으로 선택하는 것이 일반적이지만, 근치적 수술을 한 다음 남아있을 수 있는 암세포를 뿌리째 박멸함으로써 재발을 방지하기 위한 보조요법에 불과하다. 그리고 수술 후 재발한 환자를 대상으로 증상 완화 및 생명 연장을 위한 목적으로 시행한다. 항암제는 한 가지 약제만을 쓰는 것보다는 여러 약제를 동시에 사용하는 복합화학요법이 더욱 효과적이다. 하지만 화학요법의 가장 큰 단점은 항암제가 암세포뿐만 아니라 혈액을 만들어 내는 골수 같은 정상세포도 함께 죽인다는 것이다. 따라서 항암제가 정상세포까지 파괴하기 때문에 원하지 않는 부작용도 많이 나타난다.

❸ 방사선 치료

방사선 치료는 간단히 말하자면 방사선으로 암 덩어리에 충격을 가해 암세포를 죽이는 방법이다. 방사선을 쏘면 정상 조직과 암 조직이 모두 장애를 일으키는데 정상 조직은 곧 장애에서 회복되지만, 종양 조직은 회복이 힘들다. 때문에 적정량으로 장기간 치료를 하면 정상 조직의 장애를 최소화하고 종양 조직의 파괴를 높여 치료 효과를 높이는 것이다. 그러나 방사선 치료에는 일반보다 많은 에너지를 소모하기 때문에 환자들이 쉽게 피로감을 느끼고 피부 변화, 빈혈, 우울증 등의 부작용도 많다.

다만, 위암에는 방사선이나 항암제는 그다지 유효하지 않기 때문에 수술을 통한 절제가 치료의 중심이 되고 있다. 방사선이나 항암제는 보조적 치료수단으로 사용되거나 수술할 수 없는 경우에 사용한다. 또한 위암의 진행 정도와 림프절 전이 유무, 원격 전이 여부에 따라 분류되고 치료 역시 다방면에 걸쳐 의사와 병원에 따라 다르다는 현실을 상기해야 한다.

특히 항암제의 부작용을 생각한다면 더욱이 신중을 기해야 한다. 이때 위암의 재발과 전이를 막기 위해 수용성 키토산을 추천한다. 수술 전에 수용성 키토산을 복용한 결과 암이 축소되어 수술이 불가능했던 위암을 절제할 수 있었다는 많은 사례가 보고되고 있다. 이들 보고에 따르면 수용성 키토산을 1일 25알을 3~5회에 나누어 경구 복용한 결과 재발과 전이가 없었을 뿐만 아니라 빠른 회복과 5년 생존율이 95% 이상 100%에 가까웠다고 한다. 물론 수술 후 재발과 전이를 방지하기 위해서는 몸 관리가 가장 중요하므로 생활 개선 역시 선행될 필요가 있다.

간 암

　간암은 위암, 폐암, 자궁암, 유방암 등과 같이 한국인이 잘 걸리는 암 중 하나이다. 특히 간은 사람의 장기 중 가장 크다. 그 무게는 일반적으로 사람 체중의 약 2%에 해당하는 1,200~1,500g으로 약 3천 개의 간세포로 이루어져 있다. 간은 생명을 유지하는 데 없어서는 안 되는 물질들을 생산하고 저장할 뿐 아니라 무분별하게 흡수된 성분들을 몸에서 적절히 이용할 수 있도록 가공한다.

　또 몸에 해로운 물질은 해롭지 않게 만들며 쓸모없는 물질은 적절히 처리하여 배설시키기 때문에 콩팥과 같이 우리 몸 안의 정화조라고 할 수 있다. 일반적으로 간에서 발생하는 암은 간 자체에서 생기는 원발성 간암과 다른 장기인 위, 담도, 췌장, 대장 등 소화기계통에서 발생한 암의 상당수가 간으로 전이된 전이성 암이다. 일반적으로 원발성 간암이라 하면 간을 구성하는 여러 세포들 중 어떤 세포에서 암이 발생하였는가에 따라 간세포암, 담관세포암, 간세포암과 담관세포암의 혼합형, 그리고 육종 등으로 나누어진다.

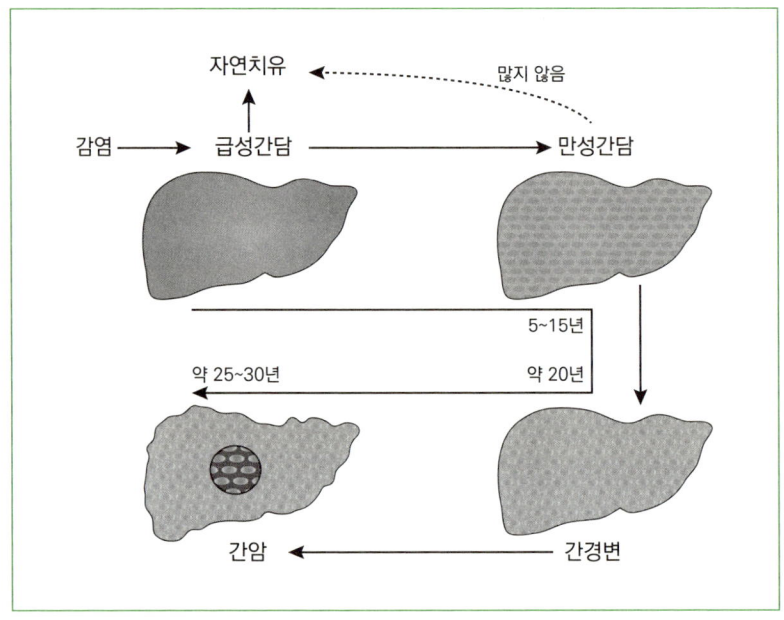

　이 중 가장 흔하게 발생하는 것은 간세포에서 발생한 간세포암이다. 간암은 진행속도가 매우 빨라 당장 치료받지 않으면 진단 후 평균 3~4개월밖에 살지 못하는 것으로도 유명하다.

1. 원인

　간암, 특히 간세포암의 주요 원인으로는 만성 질환을 들 수 있다. 간경변의 원인이 알코올, 바이러스, 영양실조, 약물 등 상관없이 간경변증 환자의 약 20~40%가 간암으로 진행되는 것으로 알려졌다. 특히 바이러스 감염에 의한 간병증이 생긴 경우에는 그 정도가 훨씬 심하다.

간암 환자 중 70~80%가 B형 간염바이러스 양성자인데 대만의 한 연구결과에 따르면 B형 간염 양성자인 남성은 음성인 사람에 비해 간암에 걸릴 확률이 200배나 높은 것으로 밝혀졌다.

실제로 B형 간염바이러스에 감염된 환자 중에서 약 10%가 완전히 회복되지 못하고 만성 간염으로 진행된다. 만성 간염 환자의 40% 정도는 간경변증으로 진행되고 이들 중 약 25%는 간암으로 진행된다고 한다. 특히 알코올 중독자들은 간암 발생률이 상당히 높다. 알코올은 간세포의 효소계를 활성화시키거나 암의 발생을 억제하는 면역기능을 저하시킴으로써 암을 유발하는 것으로 추측된다.

2. 증상

간암은 조기 진단이 상당히 어려운 병의 하나이다. 뚜렷한 자각증상이 없어 상당히 진행될 때까지 모르고 지내는 경우가 많기 때문이다. 증세가 나타나고 간 조직의 파괴가 진행된 경우에도 간 기능 검사 상으로는 이상을 알아차리지 못하는 경우가 많아 간을 침묵의 장기라고 부른다.

때문에 자신의 몸에 조그마한 이상이 느껴진다면 간암을 조심스럽게 의심해보는 것도 좋을 것이다. 간암의 일반적인 증상으로는 무기력, 피로감, 복부팽만, 상복부의 압박감이나 통증 등을 느낄 수 있으나 이 밖에도 체중감소, 간 비대, 황달 및 빈혈을 동반하기도 한다. 특히 식도로 전이되었을 경우 피를 토할 수 있고 폐 전이가 있을 경우에는 기침, 각혈 등이 나타날 수 있다. 뼈나 뇌에 전이가 있는 경우에는 심한 두통이나 심하면 하반신 마비를 일으키기도 한다.

3. 검사 방법

최근에는 간의 상태를 직접 영상으로 나타내는 초음파검사, 컴퓨터단층촬영(CT), 자기공명단층촬영(MRI) 등의 큰 발전을 이룩함으로써 작은 암 덩어리라도 쉽게 찾아낼 수 있게 되었다. 그럼에도 불구하고 아직까지는 어느 한 가지 방법만으로는 확실한 진단을 내리기에는 충분하지 못한 경우가 많아 혈액검사로 간암을 의심할 만한 특이점을 찾고 있다. 이 밖에도 혈관조영술 및 조직검사 등도 활용되며 무엇보다 최종적으로는 확진을 위해서는 조직검사가 중요하다.

4. 치료법

간암의 치료법에는 수술, 항암제, 방사선의 3대 치료법 외에도 다양한 방법들이 있다.

❶ 수술요법
간암치료에서 완치를 기대할 수 있는 가장 좋은 방법은 수술요법이다. 그러나 간암으로 진단했을 때에는 이미 대부분이 절제술을 받기에는 시기적으로 너무 늦거나 여러 조건이 맞지 않는 경우가 많다. 즉 간암 환자 대부분은 암 발병 이전에 이미 상당한 간병증이 있고 암 덩어리를 제거한 다음에도 재발할 가능성이 높아 외과적 수술에 어려움이 있다. 하지만 간암의 가장 효과적인 치료는 수술로써 제거하는 것임은 분명하다.

간 조직의 70% 정도를 제거하더라도 간은 그 기능을 유지할 수 있고 재생력도 강하다. 따라서 다른 장기로 전이되지 않았고 간경변증의 정도가 심하지 않다면 우선적으로 수술을 시도하고 있다. 간암은 초기에 부분 절제하는 것이 예후가 좋다. 근치적 간 절제 수술의 5년 후 생존율은 약 25%로서 비교적 높은 편이다. 지름 3cm 이하의 작은 암의 경우에는 치유율이 더 높아 5년 생존율이 60%에 이른다고 한다.

❷ 화학요법

원발성 간암이나 전이성 간암 모두 화학요법이 사용되고 있다. 그러나 그 효과가 좋지 않아 많이 사용되지는 않으나 다른 방법에 의한 치료가 불가능하다고 판단될 때 생명연장을 위한 방편으로 사용되기도 한다. 항암제 단독으로 쓸 경우 치료 효과가 미약하기 때문에 주로 복합요법이 사용되고 있다.

❸ 방사선요법

간암 치료에 방사선 요법은 일시적 증상 완화, 부분적인 종괴의 축소를 기하는 방법으로 많이 이용되고 있다. 그러나 정상조직이 방사선에 대한 내성이 약하기 때문에 간 기능 저하를 우려하여 방사선 요법을 많이 사용하지 않는 것이 대세이다.

❹ 간동맥색전술

간동맥색전술이란 항암제를 간동맥 속에 주입하여 약제로 혈관을 막는 치료법으로 초기에는 암 성장을 억제시키고 간 암세포를 파괴하는데 효과적으로 이용되고 있다. 즉 암으로 가는 혈관을 차단하면 암세포가 영양을 공급받지 못해 암종이 죽게 되는 것이다. 또한 이 방법은 암종이 너무 크고 암종으로 가는 혈관에 접근하기 어려울 때에는 효과적이지 못하다. 치료 후에도 통증, 발열 등의 합병증이 따르며 심하면 괴사로 인한 패혈증 쇼크 등이 나타날 수 있다.

❺ 에틸알코올 주입법

3cm 이하의 작은 간암이지만 간 기능이 극히 저하되어 수술이 불가능하거나 수술하기 어려운 위치에 있는 경우에 사용하는 방법으로, 초음파 유도 하에 경피적으로 간암 덩어리 내에 에틸알코올을 주입하여 종괴의 괴사를 유도한다.

이 밖에도 바늘로 홀뮴이라는 동위원소를 피부를 통해 간암조직 내부에 직접 주사하는 동위원소주입법이라는 치료법도 있고, 직접적으로 정상적인 간을 이식하는 방법도 있다.

이처럼 간암치료에는 암의 진행 정도에 따라 여러 가지 치료법이 동원되지만 무엇보다도 종양을 제거하는 수술요법이 확실한 치료법이라고 할 수 있다. 수술하는 기술의 향상과 의료기계 설비의 발전, 관리기술의 발전 등으로 치료성적이 향상되어 현재는 간암수술로 사망하는 경우는 극히 드문 일이다.

간은 재생능력이 높기 때문에 간염이나 간경변이 없는 경우 간 전체의 4분의 3까지 절제수술이 가능하다고 한다. 그러나 간암이 발견되면 많은 바이러스성 감염이나 간경변, 알코올성 간장애 등의 증상이 나타나는 것이 일반적이다. 간암은 간자체가 혈액 덩어리 같은 장기로 수술 중의 출혈에 따른 다른 장기로의 전이같은 2차 간암 발생에 유의해야 한다.

또한 수용성 키토산을 복용한 경우에는 간 기능이 개선되고 면역력이 회복되기 때문에 간암치료에는 상당한 효과를 발휘하고 있는 것으로 보인다. 일반적으로 1일 30알을 4~5번에 나누어 복용했다는 연구보고서에 따르면 수용성 키토산을 복용하여 조기에 간 기능을 개선한 환자의 경우 수술 효과도 아주 좋았고 5년 생존율이 85% 이상에 이르렀다고 한다.

폐 암

폐는 흉곽 안에 있는 장기로 호흡에 의해 우리 몸의 세포에 필요한 산소를 공급하고 불필요한 이산화탄소를 몸 밖으로 배출한다.

폐암은 40대 중반부터 50대 후반에 가장 많이 발생하고 있다. 예후도 좋지 않아서 약

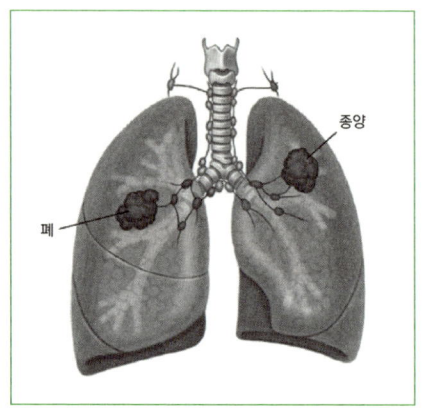

15% 정도의 치유율에 5년 생존율은 10%에 불과하다. 특히 예전에는 선진국 등에서 많이 발생했으나 지금은 세계적으로 급격히 증가하는 추세를 보이고 있다.

1. 원인

폐암은 조직학적으로 편평상피암, 소세포함, 선암, 대세포암, 선편평상피암, 유암종, 기관지선암종 등으로 나눌 수 있다. 이중 편평상피암, 소세포암, 선암, 대세포암이 전체의 약 95%를 차지한다. 폐암의 원인으로는 각종 공해, 대기오염, 방사능 등 여러 가지가 있겠지만, 그중에서도 흡연은 직접적인 관련이 있는 것으로 밝혀졌다. 담배연기는 폐 조직에 영향을 줄뿐 아니라 우리 몸에 흡수되어 혈관을 타고 돌아다니며 온갖 해를 끼친다. 그리고 석면, 비소, 염화비닐, 납, 크롬, 니켈, 카드뮴, 우라늄 등 폐암의 위험을 불러일으키는 요인들이다. 이 중에서도 석면은 그 자체로는 암을 유발하지는 않으나 암을 유발함에 있어 다른 물질을 돕거나 촉진하는 역할을 하는 것으로 알려졌다. 이 밖에도 대기 중 발암물질 가운데 대표적인 것으로는 벤젠과 벤조피렌을 들 수 있다. 또한 폐암 발생 요인 중 유전적 요인도 무시할 수 없다. 가족 중 폐암에 걸린 사람이 있는 경우 발병위험이 2~3배 높아진다는 통계가 있다.

2. 증상

그러나 폐암 역시 특이할 만한 증세나 자각증상은 거의 없다. 오래 계속되는 마른기침을 기관지염으로 생각하고 가볍게 여기다가 폐암으로 밝혀지는 경우도 있다. 폐암은 자각증상이 거의 없듯이 예후도 매우 좋지 않은 질병이다 조기 자각증상 이라고 한다면 마른기침이다. 기침은 감기나 기관지염 등에서도 흔히 나타나기 때문에 폐암만의 특징이라고 표현하기는 어렵지만, 기도(코, 목 등)의 염증에서 비롯된 감기 증상이 없는데도 계속 기침이 떨어지지 않고 지속되는 경우에는 주의를 기울여 검진을 받아보는 것이 좋다. 그리고 기침에 있어 중요한 증상은 혈담이다. 즉 혈담은 정상인에게서는 거의 출혈하지 않는 증상이므로 조기 폐암의 전형적인 증상일 수 있다. 때문에 혈담이 나온다면 바로 병원을 방문하는 것이 좋다.

이 외에도 폐암이 진행되면 암세포가 겨드랑이 부위 신경을 누르면서 팔이 저리고 어깨가 아픈 증상이 있고, 뇌, 간, 뼈 등에 전이되면 투통이나 불안, 황달, 뼈의 통증, 골절 등이 나타날 수도 있다.

3. 검사 방법

폐암은 기관지 가까이에 생기는 중심부폐암과 폐의 말초부에 생기는 주변부폐암으로 나누어진다. 그러나 중심부폐암의 경우 암이 생겼더라도 심장이나 큰 혈관 뒤쪽에 가려져 있으면 흉부 X선 촬영만으로는 발견할 수가 없다. 또한 주변부암도 크기가 직경 1cm 이하인 경우에는 확진이 힘들다. 따라서 확실한 진단을 위해서는 흉부 X선 촬영과 함께 조직검사, 기관지경검사, 객담세포검사 등 몇 가지 정밀검사가 요구된다.

❶ 흉부 X선촬영

폐암이 의심될 때 가장 먼저 하는 것이 흉부 X선 촬영이다. 단순 X선 촬영 결과 폐암으로 의심될 경우 흉부 컴퓨터단층촬영(CT)을 하는데 이때 폐암의 진행 정도를 알 수 있고, 5mm의 작은 암도 발견할 수 있다. 최근에는 기술의 발달로 3차원 영상까지 얻을 수 있다고 한다.

❷ 조직검사

평소 담배를 많이 피우는 사람이거나 가족 중에 폐암 환자가 있을 경우에는 흉부 X선 촬영 사진에서 폐결절이 나타난다면 반드시 병원을 방문해 조직검사를 받아보는 것이 좋다.

❸ 객담세포검사

기관지에서 발생하는 가래를 특수한 용기에 받아 현미경으로 가래 속에서 암세포를 찾아내는 방법이다. 확실하게 암세포가 검출되면 폐암으로 진단한다.

❹ 기관지경검사

기관지경검사는 화이버스코프라는 가느다란 관을 기관지 깊은 곳까지 넣어 내부를 관찰하고 조직을 채취해서 검사하는 방법이다.

4. 치료법

폐암이 확진되고 나면 종류와 병기에 따라 수술과 절제가 가능한지, 아니면 방사선요법, 화학요법으로 치료를 할지를 결정하게 된다. 폐암의 종류는 크게 소세포암과 비소세포암으로 구분할 수 있다. 소세포암은 폐암의 약 20%를 차지하는 것으로 폐암 중 가장 악명이 높다. 암세포의 성장 속도가 매우 빨라서 진단 후 치료를 받지 않고 그대로 있으면 몇 달밖에 살지 못한다. 소세포암은 보통 폐의 중심부에서 발생하는데 진단 시 이미 림프관이나 다른 장기로 전이된 경우가 많다. 소세포암은 암의 크기가 아주 작은 상태로 발견된다고 해도 수술로는 100% 치유를 보장할 수 없다. 따라서 화학요법과 방사능요법을 병용해서 치료하는데 이도 예후가 극히 나쁘다.

비소세포암은 폐암의 약 80% 정도를 차지하는데 이는 편평상피세포암, 대세포암, 선암 등으로 구분할 수 있다. 그리고 암의 크기, 림프선 침범 정도, 주변조직 침투 여부, 다른 장기로의 전이 등에 따라 병기를 정하고 치료방법을 결정한다. 물론 수술, 화학요법, 방사선요법 등이 주로 시행되고 있으나 근본적으로는 수술요법을 기본으로 하고 있다.

폐암은 가장 치유하기 힘든 암이기도 하지만, 전이율도 매우 높아 폐암 예방에 주의를 요해야 한다. 하나의 팁을 주자면 당연히 금연을 하도록 하고, 채소를 많이 섭취하는 것이 좋다. 폐암 치유율은 림프절 등 전이가 없으면 5년 생존율 약 70%, 전이암이면 약 10%밖에 되지 않아 아주 무서운 병이다.

이처럼 폐암은 전이가 쉽고 치료하기도 매우 어려운 병이지만 포기하지 말고 적극적으로 병과 싸워 이겨야 한다. 폐암의 경우 수용성 키토산을 하루 30알 정도 4~5회에 나누어 복용할 수 있다. 수용성 키토산을 복용했을 때 미열이 나기도 하지만, 38도 이하라면 걱정하지 않아도 된다. 수용성 키토산을 복용하는 경우 완치율 70~ 85%까지 기대할 수 있다. 특히 감기 등에 주의를 기울이고 폐렴 등 합병증에 세심한 주의를 한다면 더욱 높은 효과를 기대할 수 있을 것이다.

자궁경부암

여성의 자궁에서 생기는 암은 자궁경부암과 난소암으로 구분할 수 있다. 자궁경부암의 발생부위는 자궁입구(질부)와 경부(안쪽)의 경계부근에서 주로 발생하는데 세계적으로 여성에서 두 번째로 많이 발생하고 있다.

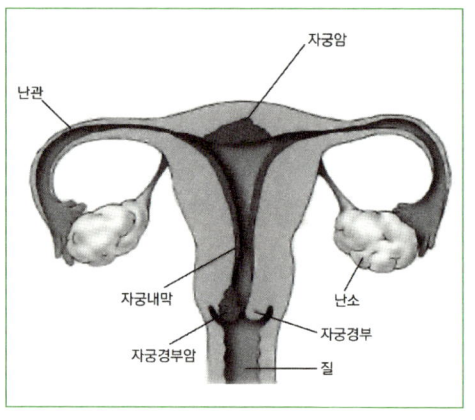

하지만 자궁암(경부암과 난소암)은 모든 여성의 악성 종양 중에서도 정기적인 검진을 통하여 조기진단과 조기치료가 가능하며 예방 가능한 질병이다. 치료 후에도 예후가 좋아서 조기발견만 한다면 5년 생존율이 90% 이상에 달한다.

1. 원인

얼마 전까지 만해도 자궁경부암 발생 원인에 대해서는 뚜렷이 밝혀지지 않았다. 그러나 최근 들어 헤르페스와 인유두종 바이러스가 자궁경부암의 발생 원인이라는 것이 밝혀졌다. 위험요인으로 몇 가지 나열한다면 조기 성교 경험, 성교 상대자의 수, 배우자의 성병 감염 등 위생상태, 기타 인종이나 사회 경제적 여건 등이 바이러스감염에 노출됨으로써 자궁경부암이 발생된다는 것이다.

자궁경부암은 암의 진행 상태에 따라 0~4기로 구분한다. 1기 암은 자궁경부에 국한되어 있는 경우를 말하며 이때 수술이나 방사선 치료를 받으면 완치율이 약 90% 이상에 이른다. 2기는 약 65%, 3기는 약 35%의 완치율을 나타내며 방광이나 직장, 혹은 다른 장기로 전이가 일어난 상태인 4기 완치율은 15%에 불과하다. 즉 암 덩어리의 크기, 조직학적 분화도, 림프관 또는 혈관의 침범, 림프절 전이, 침윤의 깊이 등에 따라 예후에 차이가 있다.

2. 증상

자궁경부암의 초기에는 특별한 증상을 찾아볼 수 없다. 그러다가 암이 진행되면 차츰 분비물이 많아지고 성교 후 접촉성 출혈, 월경 이외의 비정상 출혈 등이 나타난다. 또한 진행암의 경우 고약한 냄새가 나는 출혈성 분비물, 하복부와 하지통증 등이 나타난다.

3. 검사 방법

이 자궁경부암 진단에는 자궁경부세포진검사, 질확대경검사 등 다양한 방법이 있다.

❶ 자궁경부세포진검사

질 혹은 자궁경관 내부에 있는 분비물을 채취하여 분비물 속에 떨어져 나온 암세포를 현미경으로 검사하는 방법이다.

대표적인 자궁경부암검사로서 대부분 산부인과에서 간단하게 진단할 수 있다. 매우 정확해서 정상, 이형상피증, 상피내암, 침윤암 등을 가려내는데 널리 쓰이는 방법이다. 세포검진결과 이상이 있을 경우 질확대경진 및 생검을 하여 확진한다.

❷ 자궁경부확대촬영법

자궁경부확대촬영법은 아주 작은 특수촬영기로 자궁경부를 촬영하여 이상 유무를 판독한다. 세포검사와 함께 시행하면 오진율을 최소화할 수 있다는 장점을 가지고 있다.

❸ 질확대경검사

자궁질부를 질 확대경으로 자궁경부의 입구를 관찰하여 직접병변을 확인하는 검사다. 자궁세포포진검사와 병행할 경우 자궁경부암의 진단에 가장 이상적인 방법이 된다.

❹ 조직검사

조직검사는 자궁경부세포진 검사 결과 전암기 혹은 암의 의심이 있을 경우 자궁경부의 조직을 일부 떼어내어 검사하는 방법이다.

4. 치료법

이러한 다양한 검사를 통해 만약 자궁경부암이라는 판정이 나오게 되면 환자 상태 등을 고려하여 수술요법과 방사선요법 등을 사용해 치료를 시작한다. 다만, 화학요법은 큰 효과가 없으므로 수술과 방사선 치료가 불가능한 정도로 전이된 경우, 또는 재발한 경우에만 실시하고 있다.

❶ 수술요법

젊은 여성의 경우에는 난소기능을 보존하고자 할 때는 진행된 자궁경부암이라 하더라도 방사선요법 대신 난소를 보존하는 수술적 요법을 택한다. 조기 발견하여 수술한 경우에는 수술 효과도 매우 좋다.

❷ 방사선요법

암의 침윤이 자궁경부 및 질 상반부에 국환 되었을 때 수술적 방법으로는 예후가 좋지 못하다. 또는 갑상선질환, 심장질환, 당뇨병 등이 있을 때는 수술이 불가능하다. 이런 경우에는 방사선치료가 더 좋은 치유율을 나타내기도 한다.

즉 자궁경부암 치료에는 수술, 방사선, 항암제 외에 호르몬 치료 요법의 4가지가 있지만 대부분 수술로 병소부위 적출이 중심이 된다. 반대로 방사선치료는 큰 기대를 할 수 없고 항암제 사용은 수술 전에 종양 축소를 위한 보조적 요법으로 사용된다. 또 수술이 어려운 3~5기에는 방사선과 함께 사용되는 경우도 종종 있다.

특히 자궁경부암의 경우 수용성 키토산을 하루 30알 정도 5회에 나누어 복용하는 것이 효과적이다. 앞에서 본 것처럼 함께 병행하여 수용성 키토산을 복용했을 경우에는 완치율이 90%를 넘어 좋은 반응을 얻고 있다.

난소암

 난소암은 자궁경부암과 유방암 다음으로 많이 생기는 여성암이다. 난소는 골반 깊은 곳에 위치하고 있고 암이 발생하더라도 자각 증상도 없기 때문에 조기 발견하기가 무척 어렵다.

 난소암은 자각증상이 있을 때에는 종양이 상당히 커져 있는 경우가 많다. 일부라도 건강한 부분이 있을 때는 그 기능을 지속하는 특성이 있고 또 그 형태상 복강에서 자궁으로 드리워져 있어 웬만큼 암 덩이가 커져도 주위 다른 장기를 압박하지 않기 때문에 조기 발견하기가 어렵다.

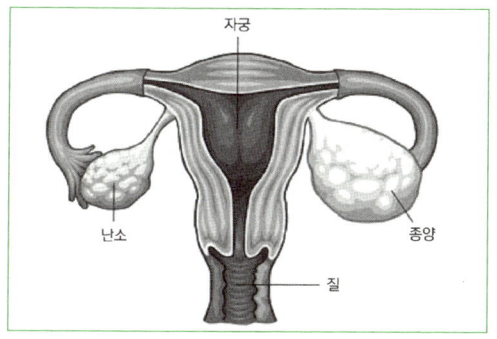

1. 원인

난소암 발생 원인으로는 아직 뚜렷하게 밝혀진 바가 없다. 하지만 가족 중에 난소암 환자가 있는 경우에 난소암 발병률이 높아진다. 이는 난소암에 유전성이 있다는 것을 의미하므로 가족 중에 난소암 환자가 있다면 반드시 조기 검진을 할 필요가 있다. 그러나 95% 이상의 난소암 환자들은 가족력이 없는 것으로 나타나기도 했다.

또한 다른 유방암이나 자궁내막암, 직장암 등과 같은 과거 병력이 있는 경우에도 난소암 발병률이 높아지며, 출산하지 않은 여성도 위험도가 높다. 임신이 난소암을 방지하는 경향이 있어 세 번 출산에 난소암 위험도가 50%나 줄어드는 것으로 알려졌다. 이 외에도 독신녀, 고지방 및 고단백 식품을 섭취하는 식습관, 비만 등도 난소암의 위험을 증가시킨다.

2. 증상

난소암 초기에는 특별한 증상이 없고 진행되면 하복부에 약간의 불쾌감과 둔한 통증을 느낄 수 있고 반부위종양이 만져질 수 있다. 좀 더 진행되면 배에 복수가 차고 비정상적인 자궁출혈도 발생한다. 또한 종양이 방광과 직장을 압박해서 배뇨 배변의 장애, 소화장애, 피로감 등이 있다.

3. 검사 방법

난소암은 암세포가 난소 안에만 한정되어 있다 해도 조직학적으로 그 악성도가 매우 높은 경우가 있다. 그래서 수술하기 전에 종양을 떼어내 악성인지 양성인지 구별해야 하므로 반드시 조직검사를 해야 한다.

4. 치료법

난소암의 기본적인 치료방법은 수술로 가능한 모든 종양을 제거하고 항암제를 투여하는 것이다. 초기라면 단순히 난소와 난관의 절제술을 시행하지만, 암이 어느 정도 진행되고 환자가 더 이상 임신을 원치 않을 때에는 종양은 물론 자궁 및 양쪽 난소를 모두 제거하기도 한다.

난소암 역시 수용성 키토산을 수술 전부터 하루에 25알에서 30알 정도 3~5회로 나누어 복용하는 것이 장기적으로 많은 도움이 되고 매우 효과적이다. 특히 젊은 여성일수록 예방차원에서 복용하는 것이 좋다.

대장암

대장이라고 하면 소장의 끝에서부터 항문에 이르는 소화기관을 말한다. 즉 맹장, 상행결장, 횡행결장, 하행결장, S자 결장, 직장으로 나누어지는데 이 부위에 생기는 암을 대장암이라고 부른다. 대장암을 결장암과 직장암으로 구분하기도 한다.

대장암은 원래 선진국에서 많이 발생하는 암이나 근래에는 아시아에서도 발병률이 급증하고 있다. 즉 사회적, 경제적 수준이 높은 사람, 도시 사람들에게 흔하게 발생하는 병이라는 것이다.

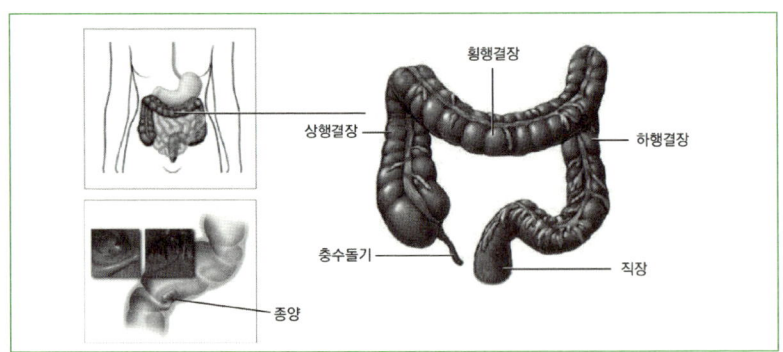

1. 원인

대장암의 원인으로는 정제된 탄수화물, 육류, 지방이 많은 음식을 섭취하는 식습관 등이 의심되며, 채소 등 섬유질을 많이 섭취하는 사람에게는 발병률이 낮은 것으로 알려졌다. 만성 궤양성 대장염, 가족성대장폴립, 장결핵 등은 대장암의 위험도를 한층 더 증가시키는 것으로 알려졌다.

2. 증상

흔히 대장암의 증상으로는 불규칙한 배변과 변비, 설사 등이 나타난다. 대장에 종양이 생기면 그 부분이 딱딱해지고 좁아지기 때문에 변통이 순조롭지 않아서 어떤 증세보다도 먼저 변비와 설사가 나타내는 변통 이상이 생긴다.

대장의 길이는 약 1.5m의 가느다란 관 모양으로 수분을 흡수하고 변을 만들어 저장하는 일을 한다. 따라서 종양이 발생한 부위에 따라 증상이 달라진다. 즉 관이 좁은 왼쪽 대장에 암이 발생하면 장폐색에 의한 대변 굵기의 감소, 급한 변, 복부의 통증 및 치질이 나타난다. 반면 오른쪽 대장에 암이 발생하면 빈혈과 출혈, 소화불량 등이 나타나고 장폐색은 늦게 나타난다.

3. 검사 방법

대장암 진단에는 변에 혈액이 섞여 있는지를 검사하는 대변잠혈검사, 항문에 손가락을 넣어 검사하는 직장수지검사, 대장 X선검사, 대장내시경검사, 조직검사 등이 있다.

대장암은 1기에 발견하면 거의 100% 완치된다고 한다. 그러나 대부분의 사람들은 치질이겠거니, 과민대장이겠거니 하면서 방치했다가 말기에 이르는 경우도 많다. 위암은 30%가 조기 발견되는 데 비해 대장암은 5%만이 조기 발견할 수 있다고 한다.

4. 치료법

대장암 치료에도 여러 가지 치료법이 적용되고 있으나 가장 효과적인 치료법은 수술요법이다. 이는 항암제나 방사선요법이 대장암에 있어서는 효과가 매우 낮다는 이유 때문이다.

❶ 수술요법

현재로서 대장암을 없애는 최선의 방법은 수술이다. 종양의 크기와 부위, 전이 여부에 따라 수술의 형태와 범위가 결정된다. 직장암의 수술은 재발 방지를 위하여 항문 부근까지 절제하는 경우가 많아 복부에 인공 항문을 부착하게 된다. 비교적 초기 암으로 암이 발생한 부위가 항문으로부터 약 5~7cm 이상 떨어져 있을 경우에는 항문 괄약근 보존 수술을 한다. 즉 항문기능을 제대로 유지하도록 하는 수술인 것이다. 직장암 수술에 있어서는 골반 신경을 차단하기 때문에 수술 후에는 배뇨장애가 수반되며 남성의 경우 성기능장애가 생길 수 있다.

❷ 화학요법

화학요법은 처음부터 사용하지는 않고 2기 이상일 때 수술요법의 보조적 치료로서 여러 가지 약품을 복합적으로 사용한다. 특히 재발 및 전이 방지에 사용되고 있다.

❸ 방사능요법

수술요법의 보조적 치료로써 수술 전 방사선치료를 시행하는 것은 수술하는 동안 원거리 또는 국소적으로 암세포의 수를 감소시키는 것이다.

이 같은 직접적인 치료법 외에 수용성 키토산을 복용하면 대장암 예방은 물론이고 치료에도 큰 효과를 볼 수 있다. 예방이 목적이라면 하루에 15알 정도가 적당하고, 풀립 등 쉽게 발생하는 경우에는 1일 30알을 3~5회에 나누어 복용하면 된다. 수용성 키토산 복용을 활용한 종합적 치료방법에 대해 대장암 완치율이 80~90%에 이른다는 보고도 있다.

대장암은 재발 및 전이에도 세심한 주의가 필요하다. 또한 수술 후 합병증이 발생하기도 하므로 봉합 부전이나 상처에서 세균감염에 주의할 필요가 있다. 그리고 수술 5년 경과 후에도 다른 부위에 새로운 암이 발생할 수 있기 때문에 정기적인 검사가 꼭 필요하다.

유방암

유방암이란 유방에 생긴 암세포로 이루어진 종괴로 유방의 유관과 소엽에서 발생한 것을 의미한다. 유방암은 20대 초반부터 시작하여 모든 연령층에서 발병률이 높아지고 있는 것이 세계적인 추세이다.

1. 원인

유방암은 경제적 발전으로 인한 식생활의 서구화로 고당분, 고지방의 섭취가 늘어난 것이 발병요인으로 여겨지고 있다. 이에 따라 비만도가 높은 여성, 특히 상체가 하체에 비해 비만도가 높을수록 유방암에 걸릴 확률이 높다는 것이 통계적으로 증명되었다.

또한 유방암은 난소에서 분비하는 호르몬, 즉 에스트로겐이라는 여성의 호르몬과 밀접한 관련이 있다고 한다. 유방의 상피세포는 에스트로겐 등의 여성 호르몬의 자극으로 성장, 분열하는데 유방의 상피세포들이 에스트로겐에 길게 노출될수록, 쉽게 말해 출산이나 모유 수유 경험이 없는 여성, 초경이 빠르거나 폐경이 늦어 생리를 오래한 여성일수록 유방암에 잘 걸린다. 물론 유전적 요인도 유방암 발생에 있어 무시할 수 없다.

2. 증상

유방암은 유두를 중심으로 하여 자가 검진이나 정기 검진 등에서 느낄 수 있는 것이 멍울이다. 초기에는 통증 없이 단단한 멍울이 만져지고 증세가 진행됨에 따라 멍울이 점차 커진다. 그리고 이따금 둔한 통증이 느껴지며 젖꼭지가 함몰되어 다른 한쪽과 위치의 차이를 발견할 수 있다. 그리고 젖꼭지에서 불그스름한 분비물이 나오기도 하고 젖꼭지 부근에 잘 낫지 않는 피부염이 발생하기도 한다. 유방암이 좀 더 진행되면 암조직과 피부가 유착되어 피부가 함몰되거나 울퉁불퉁해진다. 유방암 말기가 되면 유착 부분이 헐고 궤양이 생기게 된다. 주위 림프선이 전이가 되면 겨드랑이나 빗장뼈 밑 부분에 멍울이 만져진다. 유방암은 간, 폐, 뼈 등에 많이 전이를 잘 일으키는 것으로 알려졌다.

유방암의 5년 생존율은 0기 암의 경우 100%에 가까우나 4기의 경우 20% 미만이다. 그러므로 유방암의 생존율을 향상시킬 수 있는 가장 좋은 방법은 증상이 없을 때 조기 발견하는 것이다.

3. 검사 방법

그러나 진단으로 유방에 멍울 등이 있을 경우 X선 검사나 초음파 검사하여 이상이 발견된다면 확진하여 주사기로 세포를 떼어내거나 조직 검사를 시행한다. 즉 유방 X선 검사로 손으로 만져 느낄 수 없는 2cm 이하의 아주 작은 암 덩어리라도 발견할 수 있는 장점이 있다. 그리고 조직검사도 90% 이상의 정확도를 자랑한다.

유방암 자가 검진은 나이에 관계없이 매달(1~2번 이상) 실시하는 것이 좋다. 유방은 월경 주기와 관련되어 크기와 통증의 정도가 변하는데 매월 생리가 끝난 후 2~3일 후 정도에 검진하는 것이 좋다.

4. 치료법

유방암 치료는 수술하지 않고 방사선과 약물요법도 그 유용성이 인정되고 있다. 그러나 항암제치료는 수술 전이나 수술 이후 보조요법으로 진행되는 경우가 많다.

❶ 외과적 수술방법

유방을 중심으로 대흉근과 소흉근, 겨드랑이 아래의 림프절까지 몽땅 들어내는 근치 유방절제술과 유방과 겨드랑이 밑의 림프절은 절제하되 흉근은 남기는 유방변형 근치 절제술, 그리고 종양만 제거하고 유방은 보존하는 유방 보전 수술로 나누어진다. 조기 유방암의 경우 외과적수술로 100%에 가까운 완치율을 보이고 있다.

❷ 방사선요법

유방암이 뼈에 전이됨으로써 유발되는 통증을 완화시킬 목적으로 일시적으로 사용되며 수술이 불가능한 궤양성 유방암이나 뇌에 전이된 암 부분 절제술 후에는 반드시 방사선요법이 필요하다.

❸ 화학요법

유방암에 있어 화학요법은 수술 후의 보조요법으로 사용할 경우와 림프절에 전이가 있을 경우에 6개월 정도 투여하여 치료한다.

❹ 호르몬요법

유방암환자 약 50% 정도가 호르몬 요법에 반응하는 것으로 알려져 있으며, 특히 폐경 후의 여성환자 에게 효과가 좋다.

유방암 수술을 받은 환자들은 육체적 뿐만 아니라 정신적 등 많은 후유증을 겪게 된다. 여자의 상징인 유방의 상실로 인한 우울증이 가장 많이 나타나고, 육체적으로는 수술받은 쪽 팔이 림프관의 순환장애로 부어오르는 림프부종과 수술 시의 신경이나 근육 손상으로 팔 운동 장애 등의 후유증이 있다.

하지만 수용성 키토산을 복용하여 상당히 좋은 결과를 얻는 사례도 보고되고 있다. 유방암 수술 후 전이와 재발방지를 위하여 하루 25알 3~4회에 나누어 복용하고, 예방을 위한다면 하루 10알 정도면 충분하다. 특히 유방암은 유전적 요인이 많기 때문에 가족 중에 병 병력이 있는 경우 예방에 적극적으로 임해야 한다.

유방 자가검진 3단계

1단계 서서 거울보기
평상시 유방의 모양이나 윤곽의 변화를 비교

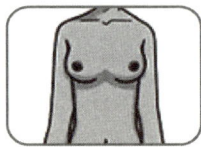
양팔을 편하게 내려놓은 후 양쪽 유방을 관찰한다.

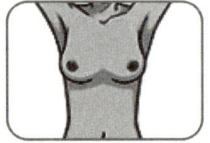
양손 뒤로 깍지 끼고 팔에 힘을주면서 앞으로 내민다.

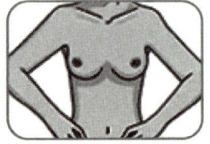
양손을 허리에 짚고 어깨와 팔꿈치를 앞으로 내밀면서 가슴에 힘을 주고 앞으로 숙인다.

2단계 서거나 앉아서 촉진
로션 등을 이용하여 부드럽게 검진

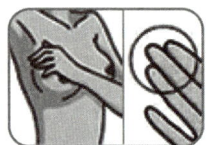
검진하는 유방 쪽 팔을 머리 위로 들어 올리고 반대편 2·3·4번째 손가락 첫마디 바닥면을 이용해 검진한다.

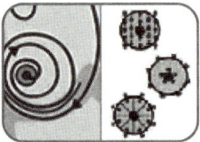
유방주위 바깥쪽 상단부위에서 원을 그려가면서 안쪽으로 반드시 쇄골의 위·아래 부위와 겨드랑이 밑에서부터검진한다. 동전크기 만큼씩 약간 힘주어 시계 방향으로 3개의 원을 그려 가면서 검진한다. 유방 바깥쪽으로 원을 그리고 좀 더 작은 원을 그리는 식으로 한 곳 에서 3개의 원을 그린다.

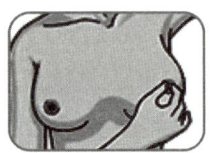
유두 주변까지 작은 원을 그리며 만져 본 후에는 유두의 위·아래와 양옆에서 안쪽으로 짜보아서 비정상적인 분비물이 있는지 확인 한다.

3단계 누워서 촉진
2단계를 보완, 자세를 자꿈으로써 문제조직을 발견

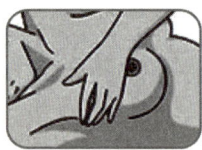
편한 상태로 누워 검사하는 쪽 어깨 밑에 타월을 접어서 받친 후 검사는 쪽 팔을 위쪽으로 올리고 반대편 손으로 2단계의 방법과 같이 검진한다.

※ 발췌: 유방건장재단

췌장암

췌장은 우리 몸에서 아주 중요한 두 가지 기능을 가지고 있다. 한 가지는 혈당을 조절하는 인슐린 등의 호르몬을 혈중에 내보내는 내분비기능이고 또 한 가지는 소화효소와

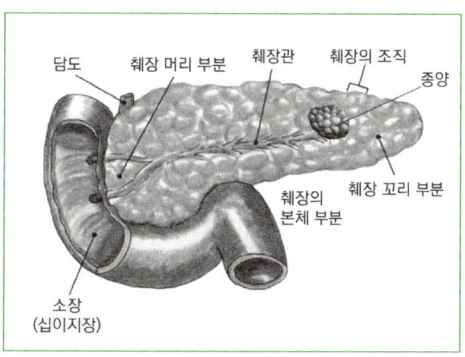

알카리성의 췌장액을 췌장관을 통해 십이지장으로 내보내는 외분비 기능이다.

그런데 췌장암 중 3분의 2 이상은 췌두부에서 발생하고 나머지는 체미부에서 발생하는 것으로 알려졌다. 췌두부는 담즙을 나르는 총 담관과 췌액을 나르는 췌관이 합류하는 곳이며 주변은 십이지장으로 둘러 싸여 있다. 그리고 췌두부의 뒤쪽에는 문맥이라고 하는 굵은 혈관이 있다. 또한 이 혈관은 위장과 그 밖의 복부 장기에서 정맥혈을 모아 간장으로 나르는 역할을 한다. 그래서 췌장암이 진행되

면 쉽게 문맥에 파급하여 혈류를 타고 간장으로 전이한다.

췌장암은 소화기암 중에서 가장 악성이며 수술을 해도 완치율이 낮은 것으로 알려졌을 뿐만 아니라 조기 발견이 곤란하고, 수술을 해도 이미 시기가 늦은 경우도 많다. 또한 수술 자체도 매우 복잡하고 어렵다.

1. 원인

췌장암의 원인은 아직까지 명확하게 밝혀지지 않았으며 다른 암에 비해 암 전 단계의 병변도 뚜렷하지 않다. 다만, 췌장암이 발생하기 쉬운 요인에는 45세 이상의 연령, 흡연 경력, 두경부나 폐 및 방광암의 과거력, 오래된 당뇨병, 지방이 많은 음식 섭취 등이 있다.

2. 증상

췌장은 복강 깊은 곳에 위치하고 있고 다른 장기에 둘러싸여 있기 때문에 복강경으로 진찰할 수 없어서 조기 발견하기가 매우 어렵다. 췌두부암은 총담관과 매우 밀접한 관계가 있으므로 황달이 가장 특징적인 증상이라 할 수 있다. 즉 담즙의 통로인 총담관을 췌두부에서 발생한 암이 막아 흐름을 방해하기 때문이다. 일단 황달이 나타나면 차츰 강도가 더해진다. 황달이 나타나기 수개월 전부터 식욕 감퇴, 상복부의 둔통이나 불쾌감, 체중 감소 등이 흔하게 일어난다.

하지만 이런 증상은 다른 질환에서도 나타나기 때문에 구별이 쉽지 않다.

3. 검사 방법

췌장암은 5년 생존율이 5% 이하로 아주 악성이다. 이는 대부분 암이 진행된 후에 발견되기 때문에 발견 당시 수술 절제가 가능한 경우가 20% 이내에 불과하고, 육안으로 보기에 완전히 절제되었다 하더라도 미세 전이에 의해 생존율 향상이 적으며, 항암제 및 방사선 치료에 대한 반응이 낮기 때문이다. 따라서 생존율을 향상시킬 수 있는 가장 중요한 방법은 조기 발견하여 수술하는 것이다.

그러나 췌장은 다른 장기들에 둘러 싸여있고, 초기에 증상이 거의 없어 조기 진단이 매우 어렵다. 현재 췌장암의 진단을 위해 사용하는 검사들은 복부 초음파, 복부 전산화 단층촬영(CT), 자기공명영상(MRI), 내시경 초음파(EUS), 내시경적 역행성 담췌관 조영술(ERCP), 양성자방출단층촬영(PET) 등이 있다.

4. 치료법

췌장암은 여러모로 수술 및 치료가 무척 힘들다. 또한 전이와 재발률도 높은 편이다. 여러 요법을 동원한다 해도 면역력과 소화기능의 저하 때문에 보조요법도 충분하지 못한 경우가 많다. 췌장암 치료에 있어서 수술 외에 방사선, 항암제 치료가 있으나 진행 정도가 빠른 부위에 암이 발견되고 나서 수술로 절제 가능한 경우는 10~40% 정도에 불과하다. 또한 방사선에 대한 감수성이 낮기 때문에 수술 조사가 효과적으로 방사성물질을 튜브에 넣어 암중에 포함시킬 수 있으나 정상세포의 손상을 줄 수 있다.

❶ 수술요법

췌장암은 외과적 수술로 절제하는 것이 최선의 방법이다. 췌두부암의 경우에는 췌두부뿐만아니라 혈류관계로 십이지장도 동시에 잘라내는 복잡한 수술방식을 취한다.

절제 후 음식물과 담즙, 췌액이 장관 내부를 아무 지장 없이 통과하도록 하기 위해 위장과 장을 직접 연결시키고 또 췌두부의 절제 후에 남아 있는 췌체미부와 장을 연결시키는 수술을 하고 있다. 암이 췌장에 발생했을 경우 췌장 전부를 절제하는 수도 있다. 췌장암은 화학요법이나 방사선요법으로는 효과가 없으나 최근에는 수술 시에 이를 병용하여 복합요법을 시행하여 치료성과를 높이고 있다. 또한 췌장절제로 인한 인슐린이 결핍되어 당뇨병이 발생하기 쉬우므로 인슐린을 매일 주사해야 된다. 그리고 췌액 결핍에 의한 소화불량에 대해서는 소화효소제를 사용한다.

❷ 항암 화학요법

항암 화학요법은 진행성 췌장암이나 수술 후 췌장암의 치료에 이용한다. 진행 췌장암이라는 것은 국소 진행 혹은 전신적으로 진행된 췌장암을 의미한다. 이러한 진행 췌장암 치료에서 항암요법은 암의 진행을 억제하고 환자의 증상을 호전시키며 궁극적으로는 환자의 생존기간을 연장시키는데 있다. 지금까지는 췌장암에 항암 치료가 효과가 그다지 없는 것으로 알려져 왔으나 최근, 췌장암에 대한 항암 치료가 임시적 치료에 비해 효과적이라는 연구 결과가 발표되면서 지금은 항암 치료도 적극적으로 이용되고 있는 분위기이다.

❸ 방사선 치료

췌장암의 치료는 절제술이 가장 중요하나 보조 요법으로는 방사선 치료가 시행되어 왔다. 절제가 불가능하나 원격 전이가 없는 췌장암을 완치하기 위해 방사선 치료가 시도되고 있고, 통증과 황달 등 부분적 침습으로 인한 증상을 동반하는 경우에는 우회적으로 수술, 스텐트 삽입술 등과 함께 증상 완화를 위한 목적으로도 이용되고 있다.

현재로서는 수용성 키토산을 복용하는 것이 무엇보다도 중요하다. 수용성 키토산의 몸속 흡수율을 높이기 위해 하루에 25알을 5~6회에 나누어 복용하는 것이 좋다. 그리고 채소와 과일을 풍부하게 섭취하면 췌장암 위험이 50% 감소한다는 연구 결과도 발표되었다.

방광암

방광암은 비뇨기과 암중에서 가장 많이 발생하는 암이다. 특히 40대 초반에서부터 70대 후반 노년층에 이르기까지 많이 발생하고 있다.

방광암 중 약 90%가 이행상피세포암이며 나머지 약 10%는 편상피세포암이다. 이행상피세포암의 특징은 방광 근육으로 침윤될 가능성과 주위를 둘러싸고 있는 결절, 골반 및 다른 골반구조로 국소적 전이를 하면서 다발적으로 생겨 분리된 종양을 이룬다는 점이다.

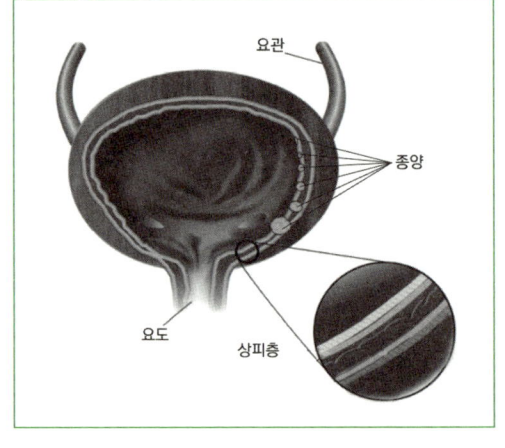

1. 원인

　방광암의 가장 주된 원인은 흡연으로, 발암 물질 등이 크게 관여하고 있는 것으로 알려졌다. 각종 화학약품에 노출되거나 커피, 인공감미료, 진통제와 방사선 조사 및 항암제도 발병 요인으로 지적되고 있다. 특히 흡연의 빈도 및 기간이 방광암의 발병률과 비례관계를 형성하고 있고 흡연을 시작한 나이가 어리면 어릴수록 위험성이 증가한다.

2. 증상

　증상으로는 혈뇨, 즉 소변에 피가 섞여 나오는 것이다. 단, 혈뇨가 일시적으로 사라지는 경우도 있고 혈뇨의 정도와 방광암은 반드시 일치하는 것이 아니기 때문에 혈뇨가 나오면 반드시 방광암을 의심하며 진단을 받아보는 것이 중요하다. 이를 방치하여 암이 진행되면 빈뇨와 배뇨 곤란, 통증이 수반되기도 하고 방광암에 의해 요관폐색(소변길이 막힘)이 발생하였을 경우에는 측복부 통증, 하지 부종이 발생할 수 있고, 방광암이 진행된 경우 골반에서 덩어리가 만져지기도 한다.

3. 검사 방법

방광암은 방광경검사 및 요검사, 방사선검사 등으로 진단하여 종양의 크기, 악성도, 침윤도를 알아내어 치료방법을 결정한다.

❶ 방광경 검사

방광경검사는 방광암 검사에서 가장 중요한 검사 중 하나인데, 이는 방광 전체의 내부와 전립선, 요도 등을 모두 눈으로 직접 관찰할 수 있기 때문이다. 그러나 초기에는 방광경 검사를 통해 이상 징후가 발견되지 않을 수 있으므로 최근에는 형광물질을 이용한 방광경 검사가 시행되기도 한다.

❷ 요세포검사

요세포검사는 주변 조직에 손상을 가하지 않는 검사로 초기 검사로 활용된다. 검사 비용은 저렴하지만 정확도가 떨어져서 요세포 검사로 정상이라는 진단이 나온다고 해서 방광암이 아니라고 확신하기는 어렵다.

이를 보완하기 위해 환자의 소변에서 종양표지자 검사(암세포의 존재를 나타내는 물질에 대한 검사)를 시행하지만, 아직까지 표준적인 검사 방법은 없다.

❸ 방사선 검사

방사선검사는 방광암 진단 후 암이 얼마나 진행되었는지를 알기 위해 한다. 배설성 요로 조영술은 방광 내에 불규칙적인 음영결손을 보여주는 데 발병 초기인 경우에는 정상으로 해석되는 경우도 있기 때문에 신뢰도 100%는 아니다.

❹ 병력청취 및 신체검사

환자의 병력을 통해 흡연, 직업, 약물 복용 등 위험 요소에 대한 노출 여부를 확인한다. 혈뇨를 주요 증상으로 환자에게 직장수지검사(손가락을 직장에 삽입하여 비정상적인 부분을 감지하는 검사)를 포함한 신체검사를 시행하지만, 대부분의 방광암은 점막에만 나타나기 때문에 신체검사의 유용성은 제한적이라고 할 수 있다.

4. 치료법

이러한 방광암의 결론적 치료법은 피상암에는 내시경수술이, 침윤암에는 개복수술이라고 할 수 있다.

❶ 수술요법

방광의 점막에 국한된 종양의 경우나 병소가 작은 경우에는 요도를 통해서 전기로 지져버리는 전기 절제술, 병소가 큰 경우에는 암이 있는 방광부위를 전부 잘라버리는 부분 정제술이 사용된다. 그러나 암세포가 방광벽에 침윤되었을 때는 근치방광 절제술을 한다. 근육에 침윤되었을 때를 제외하고는 수술 예후도 좋아 5년 생존율이 약 90%에 이른다.

❷ 방사선요법

　수술 전 방사선요법은 근치 방광절제술을 시행하는 동안 골반으로의 재발을 감소시키고 전이를 감소시키기 위해 사용된다. 최종적인 치료로서 방사선요법이 사용될 때에는 침윤성 방광암환자의 30% 정도만 치유될 수 있다고 한다.

❸ 화학요법

　침윤되지 않은 방광암의 경우에 방광 속에 약물을 넣어 암세포를 사멸시키는 치료방법이다. 또한 암세포는 섭씨 45도 정도로 가열하면 힘이 약해지거나 파괴되는 성질이 있어 일부 온열요법이 사용되기도 한다.

　방광암 진행 초기 단계에는 항암제와 수용성 키토산을 병용하여 발병부위를 충분히 절제할 수 있다면 예후는 상당히 좋은 것으로 나타난다. 따라서 수용성 키토산을 하루 15~25알 3~4회에 나누어 복용하면 효과적이다.

전립선암

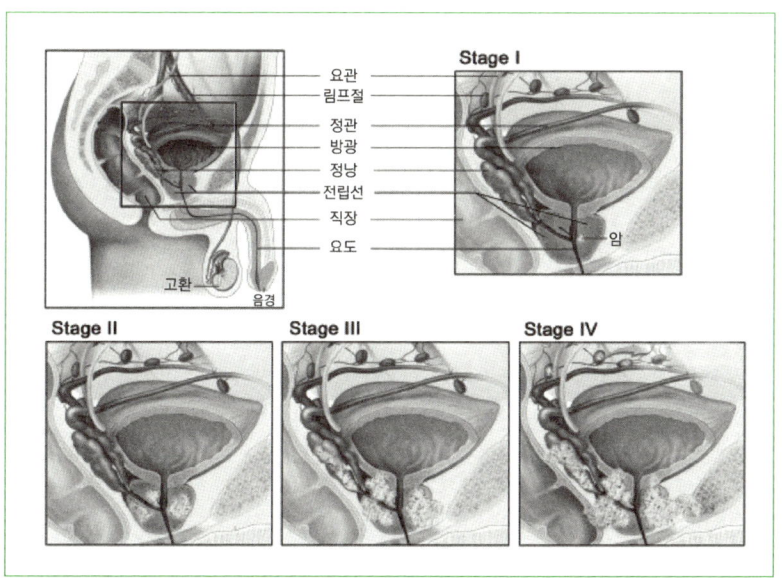

　전립선은 남성의 방광출구로부터 요관이 시작되는 부분까지를 전립선이라고 한다. 즉 요도를 둘러싸는 형상으로 전립선에는 전립선비대증과 전립선암으로 구분할 수 있다. 전립선 비대증은 배뇨가 잘 안되고 소변 줄기가 가늘고 약해지며 소변을 본 후에도 시원치 않으며 이따금 혈뇨 등의 증상이 나타난다. 전립선비대중은 양성종양으로서 전립선 밖으로 파급, 전이되는 일은 없다. 반면 전립선암은 악성종양이므로 전이된 이외의 곳까지 증식될뿐 아니라 인체 어느 곳이든 전이된다. 서양의 경우 전립선암은 남성암 중 가장 흔한 암이며 우리나라에서도 최근 전립선암의 발병률이 급증하고 있다.

1. 원인

전립선암의 원인으로는 나이, 인종, 가족력이 지적되고 있고, 이러한 유전적 요인 외에도 호르몬, 식습관, 제초제와 같은 화학약품 등도 영향을 미친다고 한다. 다만, 전염성 질환, 성생활, 사회경제적 상태, 정관수술, 흡연 등이 영향을 미치는가에 대한 논란이 있었으나 전립선암과 무관하다고 보는 것이 일반적이다.

2. 증상

전립선암은 초기부터 진행에 이르기까지 특별한 증상이 없다. 즉 암과 함께 발생하는 전립선 비대중에 의한 전립선 요도가 좁아지기 때문에 배뇨가 곤란하고 소변을 자주 보게 된다. 병이 진행되면 혈뇨와 함께 통증이 심해지고 전신이 쇠약해지며 뼈로의 전이가 쉬워서 요통, 좌골, 신경통, 늑통증 등 특히 허리와 골반부 통증이 심하고 직장에 압박감이 느껴진다.

3. 검사 방법

전립선암 진단에 가장 좋은 진단법은 전립선특이항원(PSA)과 직장수지검사이다. 보통 전립선 특이 항원 수치가 4.0ng/mL 이상이면 정상이 아닌 것으로 진단하는데 이는 검사기관에 따라 기준치가 다른 경우가 있어 진단에 주의가 요구된다. 직장수지검사에서 딱딱한 결절이 만져지면 전립선암을 의심할 수 있다. 그리고 좀 더 확실한 검사가 필요하면 초음파검사, CT, MRI 등 화상진단을 실시할 수 있다. 최종적으로는 회음부 또는 직장에서 침생검으로 전립선조직을 채취해서 조직검사를 시행한다.

4. 치료법

전립선암 치료방법에는 수술요법, 호르몬요법, 방사선요법 등이 있지만, 다른 장기로의 전이가 없는 초기 암에는 정낭과 정관 등 주위의 장기와 전립선 모두 절제하는 수술을 기본으로 한다. 물론 수술 이후 발기부전, 요실금, 다리부종 등 부작용도 있으므로 주의가 요구된다.

❶ 수술요법

전기메스가 달린 절제경을 요도로 집어넣은 다음 내시경으로 보면서 병소를 제거하는 방법이다. 암이 전이가 없고 전립선 안에 머물러 있는 경우 전립선 절제술과 양쪽 고환을 떼내어 남성 호르몬이 생성되지 못하도록 하는 고환 적출술도 할 수 있다. 전립선암의 경우 근치적 수술을 해도 5년 생존율은 약 50%에 불과하다.

❷ 호르몬요법

호르몬요법이란 남성 호르몬과 상반된 성질을 가진 여성 호르몬을 투여하여 남성 호르몬을 중화시키는 시키는 방법이다. 이 밖에도 방사선요법, 항암제 투여 등으로 치료할 수 있으나 그 효과는 크지 않다고 한다.

전립선암은 골반림프절 전이가 많기 때문에 재발 및 예방의 관점에서 림프절 곽청할수도 있다. 따라서 암의 성장을 억제하고 전이와 통증감소를 위해서는 수용성 키토산과 프로플리스를 함께 복용하는 것이 좋다. 또한 뼈에 전이된 경우에는 글로코사민을 복용하는 것도 좋다.

치료를 극대화하기위해서는 가능한 육류 섭취를 줄이고 과일 및 채소 등 식생활 개선에도 많은 노력을 기울여야 한다. 수용성 키토산은 하루 25알 3회~4회에 나누어 복용하는 것이 효과적이다.

갑상선암

갑상선은 사람의 몸의 신진대사에 필요한 갑상선 호르몬을 분비하는 장기로서 목 아래 부위 후두 밑에 나비 모양의 형태를 하고 있으며 좌우 양 옆으로 나누어진다. 갑상선암은 조직학적으로 유두상암, 여포상암, 수질암, 미분화암 등으로 크게 분류할 수 있다.

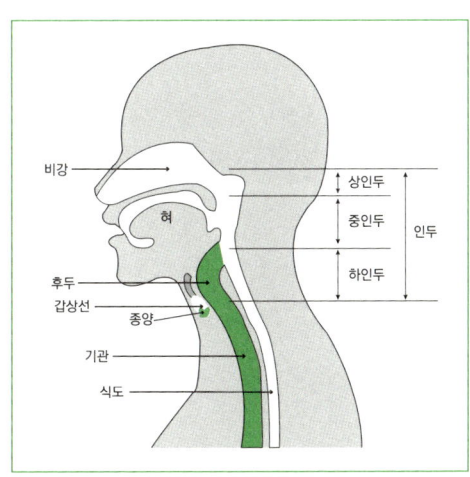

유두상암은 비교적 악성도가 낮고 성장 속도가 느리며 다른 장기로의 전이가 빠르지 않아 조기 발견하면 완치할 수 있다. 갑상선암 중 유두상암이 약 70%를 차지한다. 여포상암은 40~50 대 여성에게 많이 발생하며 비교적 조기에 뼈, 간, 폐등에 전이된다. 수질암은 다른 장기의 암과 함께 발생하는 경우가 많고, 미분화암은 60세 이

후 노년층에 많이 발생하는 암으로 성장 속도가 매우 빨라서 주위 림프선과 및 혈관을 통하여 다른 장기에 전이된다.

1. 원인

갑상선암은 남성보다도 여성에게 많이 발생하는 암이다. 특히 어렸을 때 피부병, 갑상선질환, 편도선비대 등으로 목, 머리, 등에 방사선 치료를 받은 적이 있는 사람은 주의가 필요하다. 실제로 세계 2차 대전 시 원자폭탄이 투하된 일본 히로시마 지역과 원폭 사고가 있었던 소련의 체르노빌 등의 지역에서 갑상선 암환자가 많이 발생하고 있다는 사실이 실험을 통해 증명되었다.

2. 증상

갑상선암은 초기에는 별다른 증상이 없으며 대부분 목에 혹 같은 것이 만져짐으로써 발견된다. 일정한 시간이 지나면 목이 쉬고 음식물 등을 삼킬 때 불편함을 느끼게 된다. 주위의 림프선을 침범하면 부어오른 림프선도 만져진다. 대개 암종 자체에서는 통증을 느끼지 못하나 암이 진행되면 체중 감소 및 전신 쇠약 등의 현상이 나타난다. 기관지나 피부, 후두, 식도, 또는 림프선 등에 전이가 되면 완치가 매우 힘들다.

3. 검사 방법

갑상선은 초음파 검사를 통하여 갑상선암의 크기 및 위치 등을 확인할 수 있으며, 세포 흡인 검사를 통해 수술 전에 갑상선암을 의심할 수 있다. 컴퓨터 단층촬영(CT)은 갑상선암이 주위로 퍼졌는지, 림프절 전이 유무를 파악할 수 있다. 또한 혈액검사를 통해 수술 전 갑상선 기능을 확인하고 있고 검사 결과 칼시토닌이 증가한 경우라면 갑상선 수질암을 의심할 수 있다.

4. 치료법

갑상선암의 가장 확실한 치료법은 외과적 수술이다. 대부분 갑상선암은 진행이 늦으므로 암종이 갑상선 조직 내에 국한되는 경우가 많다. 이때 발견되면 수술로써 완전히 제거할 수 있다. 특히 악성도가 낮은 유두상암은 75% 정도 완치된다. 반면 미분화암은 큰 효과를 보지 못한다. 또 방사선요법은 수술로 병소를 완전히 제거하지 못할 경우 또는 암이 폐나 뼈 등으로 전이되었을 때 사용한다.

갑상선암은 수술에 의한 종양제거를 기본으로 호르몬제 및 수용성 키토산을 병용하면 완치율이 90% 이상에 달한다. 수용성 키토산은 하루 20알 정도를 3회에 나누어 복용하면 좋다.

식도암

 식도암은 목과 위 사이에 있는 길이 25cm의 가늘고 긴 관상 장기로 음식물을 운반하는 역할을 담당하고 있다. 식도는 경부, 흉부, 복부의 세 부위로 분류한다.

 위장이나 장과 달라서 식도 내의 점막표면은 편평상피라는 조직으로 만들어져 있다. 식도암 중에서는 흉부 식도에서 발생하는 것이 가장 많으며 암이 발진하는 형태가 복잡해서 조기에 흉부뿐만 아니라 복부와 경부의 림프절로 전이한다. 이는 기관, 기관지, 대동맥과 같은 중요한 인접장기로 직접 침윤하는 형태와 함께 식도암 치료를 어렵게 하는 요인으로 작용하고 있다.

1. 원인

 식도암 발생 원인으로는 장기간의 식도 자극으로 알려졌다. 일반적으로 50~70세 정도에서 발병률이 높고 여성보다는 남성에게서 발병률이 압도적으로 높다. 식도암 환자 중 약 70%는 음주자라는 사실도 유명하다. 식도는 위와는 달리 얇고 부드러운 점막으로 있어서 알코올 반응에 민감하게 반응하는 것으로 밝혀졌다.

2. 증상

식도암은 상당히 진행될 때까지 증상이 없고 증상이 나타났을 때에는 이미 다른 곳으로 전이된 경우가 많다. 대표적으로는 식도가 좁아지기 때문에 음식물을 넘기기 힘든 증상이 나타난다. 초기에는 어느 정도 크고 단단한 음식물을 먹을 때만 증상이 나타나지만 진행이 되면 부드러운 음식에도 걸리는 느낌이 나고 나중에는 물조차 삼킬 수 없게 된다.

증세가 심해지면 음식물을 삼킨 후 가슴 속 또는 명치 끝에 통증이 심하고 또한 신경을 압박해 목소리가 쉬게 된다. 초기에는 별다른 증상을 느끼지 못하나 말기에 가까워지면 암세포가 출혈을 일으키면서 토혈이나 하혈을 하게 된다.

3. 검사 방법

식도암 검사에는 내시경을 이용해 의심되는 병변 부위의 일부 조직을 채취해 검사하는 내시경 방법을 사용하며, 이 방법으로 정확한 진단을 내릴 수 있다.

❶ 내시경

내시경은 식도암이 의심될 때 반드시 해야 하는 검사로 내시경은 직접 식도 점막을 관찰하기 때문에 조기 식도암에서 나타나는 융기되지 않은 병적 변화, 색조상의 변화만 있는 병리적 변화까지도 찾아낼 수 있다. 확진을 위해서는 조직검사가 필수적이며, 내시경을 통해 안전하게 시행될 수 있다.

❷ 바륨 식도조영술

바륨(barium) 식도조영술은 종양의 위치나 길이, 주위 구조물과의 관계를 볼 수 있다. 내시경과 같은 정확도는 기대할 수 없지만 종양의 정확한 위치나 협착 정도를 파악하고 병적인 변화의 대칭성 여부 등을 평가해 치료 계획을 세우는 데 도움이 된다.

❸ 내시경 초음파

내시경 초음파는 식도의 벽을 층별로 구분할 수 있기 때문에 병적인 변화가 얼마나 침입해 있는지 평가할 수 있다. 내시경 초음파 검사로 수술 전 병의 진행 단계를 결정하는 것이 보다 용이해지고, 경과 및 치료 결과를 추정, 치료 방법을 결정하는 데에 도움이 된다.

4. 치료법

식도암을 치료할 때는 수술요법과 방사선요법으로 시행된다. 현재 일반적으로 실시하는 근치적 수술은 흉부와 복부 식도를 완전히 절제하고 위나 장을 식도 대신에 경부까지 끌어올려 경부 식도와 연결하는 방법으로 수술한다. 그러나 이 수술은 전이하기 쉬운 림프절을 깨끗이 제거하기 때문에 흉부와 복부, 나가서는 경부까지 메스가 닿는 치료법이다. 이러한 대수술을 피하고자 최근에는 내시경을 활용해 침습을 줄이기도 한다. 또한 대부분이 편평상피암인 식도암은 방사선치료나 항암제에 잘 반응하기 때문에 치료 효과도 괜찮은 편이다.

대부분 수술 등 다른 치료와 병용해서 실시한다. 즉 완치를 목적으로 초기에 확진하여 근치적으로 식도를 잘라내지만, 수술이 불가능한 경우 방사선요법이 행해지고 있다. 다만, 항암제치료는 다양한 부작용이 있으며 특히 시스플라틴은 신장장애를 일으킬 수 있어 주의를 요한다.

또한 수용성 키토산과 프로폴리스 같은 건강식품을 함께 복용하여 좋은 결과를 보는 경우가 많다. 수용성 키토산을 따뜻한 물에 잘 녹여 복용하는 것도 효과적으로 하루에 25알 정도를 4~5회에 나누어 복용하는 것이 좋다.

후두암

후두암은 후두에 발생하는 암종으로 음식을 삼키거나 기침을 하는 동안 기도를 보호하고 발성기능을 하는 부위가 후두이다. 후두암은 편평상피 세포암에 속하나 이는 성문부에서 발생하는 것과 성문의 상부나 하부에 발생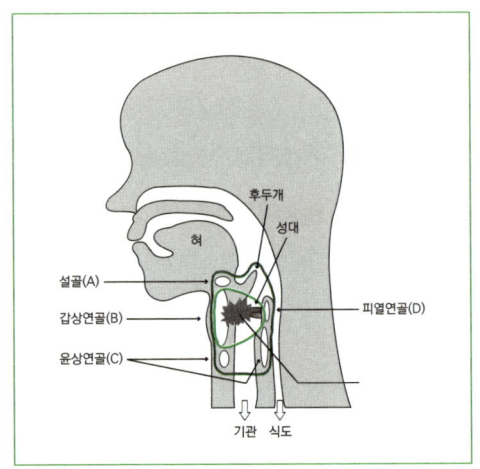하는 것으로 구분할 수 있다. 발생 빈도를 보면 전체 후두암의 70% 정도가 성문부에서 발생하는 암이다. 성문상암은 후두입구나 그 주위에 발생하는 수가 많은데 성문암에 비해 매우 악성이므로 주위조직을 침범화거나 전이를 일으킨다.

1. 원인

흡연과 음주가 후두암과 큰 관계가 있다고 알려져 왔지만, 아직 정확한 원인은 밝혀지지 않았다. 다만, 목의 점막은 매우 민감하기 때문에 후두암은 후두에 대한 장기간의 물리적, 화학적 자극에 의하여 발생하는 것으로 알려졌다. 실제로 후두암 환자의 대부분이 평균 이상의 흡연과 음주를 하고 있는 것이 실험을 통해 증명되었다. 즉 지나친 흡연과 알코올, 자극적인 음식, 배기가스, 먼지 등은 모두 목에 자극을 준다. 특히 후두암 중에서 성문암은 흡연자에서 발생하는 전형적인 암으로 비흡연자에게는 매우 드물다. 한마디로 흡연하는 사람은 흡연하지 않는 사람에 비해 암에 걸릴 위험이 폐암은 10배, 후두암은 20배 이상이라고 한다. 후두암 발생의 또 다른 요인으로 유전적 인자와 단순포진 바이러스(herpes simplex virus) 감염 등도 일정 수준 관계되어 있는 것으로 보인다.

2. 증상

후두암의 초기 증상은 약간 목이 쉬는 정도이다. 암이 진행되면 음식물을 삼킬 때 목구멍이 아프기도 하고 목에 이물감을 느끼기도 한다. 그리고 호흡곤란 증세와 함께 목소리를 낼 수 없게 된다. 또한 구취와 연하통을 동반하기도 한다. 목을 많이 쓰거나 감기에 걸렸을 때 나타나는 이상의 증상은 성대에 생긴 염증이 원인일 때가 많은데 이는 약물치료가 가능하다. 그러나 쉰 목소리가 1달 이상 계속

될 때는 검진을 받아야 한다. 이 외에도 연하곤란, 기침, 각혈, 체중 감소, 구취, 경부 종물(목의 혹) 등의 증상이 있다면 후두암을 의심해 볼 필요가 있겠다.

3. 검사 방법

후두암의 진단은 다른 암과는 달리 매우 간단하다. 성대 내시경을 코나 입으로 삽입하거나 거울이 달린 후두경을 목구멍 속으로 집어넣어 검사한다. 이밖에 X선 촬영, CT, MRI 등의 컴퓨터 단층촬영을 실시하여 검사하기도 한다. 그러나 확진을 위해서는 조직을 채취하여 하는 조직검사가 가장 효과적이다.

4. 치료법

후두암 치료에는 수술요법과 방사선요법이 사용된다. 그러나 경우에 따라서 두 가지 방법을 병용하는 경우가 많다. 초기 후두암의 경우 방사선 치료만으로 완치가 가능하지만 병이 더 진행된 경우에는 후두 전적출술을 시행한다.

❶ 내시경적 레이저 수술
레이저로 기화·절제하는 방법으로 수술이 간단하고 입원 기간도 짧으며 무엇보다 부작용이 적다는 장점을 가진다. 또 반복적으로 치

료할 수 있고 재발암 발견이 쉽다. 내시경적 레이저 절제술은 다른 수술 등과 비슷한 효과가 있지만, 수술 부위 확보를 위해 지나치게 절제를 할 경우 음성이 이상해 질 수 있다. 일반적으로 레이저 수술 후의 음성의 질은 고전적 수술의 결과보다는 조금 더 좋고 방사선치료 후의 결과보다는 좋지 않다고 한다.

❷ 개방적 수술

개방적 수술방법에는 후두 절개술을 통한 성대 절제술, 수직후두부분 절제술, 전측후두부분 절제술 등이 있다. 수술 방법을 선택할 때에는 환자의 생명에 지장 없이 최대한 후두기능을 유지할 수 있는지가 중요하다. 다만 수술로는 누공(구멍이 뚫림)과 같은 합병증이 올 수 있고 방사선 치료보다 음성 변화가 심하다는 단점이 있다.

❸ 방사선 치료

방사선 치료는 조기 후두암의 경우에는 치료 결과가 좋고 음성을 보존할 수 있기 때문에 수술과 함께 일차적인 치료 방법으로 선호되고 있다. 그러나 노년층과 건강 상태가 좋지 않은 환자들에게는 치료 기간이 너무 길 수 있고, 성대 후 1/3과 피열부에 병적인 변화가 있는 경우에는 방사선치료에 대한 반응이 좋지 않다. 보통 종양 1·2단계에서는 수술이나 방사선치료 중 하나로도 완치가 가능하나, 3·4단계가 되면 수술과 방사선치료의 병행이 필요하다.

이러한 치료법과 더불어 더욱 좋은 효과를 위해서는 수용성 키토산을 하루 20알 정도 3회에 나누어 복용하면 좋다.

설암

구강에 발생하는 암중에서 설암이 가장 많이 발생한다. 구강의 어떤 점막에 이상이 생기면 빠른 시기에 통증 등 민감하게 느끼는 것이 보통이므로 설암은 다른 암에 비해 조기 발견이 가능하다. 그러나 혀는 혈관이나 림프관이 많이 모인 곳이므로 암이 발생하면 빠르게 진행되며 퍼진다.

1. 원인

설암의 발생 원인으로는 물리적, 화학적 자극이 장기적 오랫동안 계속 가해짐으로써 일어나는 만성 궤양이 설암 발생 주요 원인이다. 흡연, 음주, 좋지 않은 구강 위생, 이 세 가지가 복합적으로 작용해 설암을 발병시킨다. 특히 설암의 원인이 치아인 경우가 약 70%나 되므로 치아관리에 신경을 쓰는 것이 좋다. 다만, 같은 상황에서도 설암에 걸리는 사람과 그렇지 않은 사람이 있는 것을 보면 설암에도 유전적인 영향이 있을 것으로 추측되나, 아직 확실히 밝혀진 바는 없다. 이 외에도 맞지 않은 틀니 사용에 의한 자극, 바이러스, 방사선, 자외선, 식습관 등도 영향을 미친다.

2. 증상

설암의 주요 증상은 입속의 궤양, 부종, 목의 혹 등을 볼 수 있다. 입안에 염증은 자주 생길 수 있으나 이들은 보통 1~2주가 지나면 없어진다. 하지만, 입속에 생긴 궤양이 3주 이상이 지나도 아물지 않는다면 설암을 의심해 볼 필요가 있다. 또 입안에 생긴 종괴나 부종이 3주 이상 될 때가 있다. 입안에 단순한 물혹이 만져질 때가 있는데 이것이 만약 대칭으로 있다면 정상이지만, 비대칭이라면 설암일 수 있다. 특히 붓기가 생겼다가 3주가 지나도 그대로라면 진료를 받아야 한다.

또 목에 혹이 만져지는 경우도 있다. 다만 목에 무언가가 만져진다고 해서 모두 구강암에 걸린 것은 아니다. 감기에도 목에 혹과 같은 것은 생길 수 있기 때문이다. 그러나 일반적인 염증이라면 3주 이내에 사라지지만 3주 이상 간다면 종괴일 수도 있다. 이 외에도 혀에 적색 혹은 백색 반점이 생긴 경우나 이유 없는 치아 흔들림, 볼 점막의 통증, 구취 등이 발생할 수 있다.

3. 검사 방법 및 치료법

설암의 정확한 진단은 조직검사를 함으로써 결정한다. 설암은 초기에 발견하면 방사선요법으로 쉽게 나을 수 있는 질환이다. 현재 가장 널리 사용되고 있는 치료법은 혀의 병소가 있는 곳에 이리듐침을 꽂아 치료하는 방법이다. 그러나 이 치료법은 나이가 많은 사람이나 당뇨병, 심부전증 등의 합병증이 있는 사람에게는 사용할 수가 없다. 최근에는 그런 환자에게는 레이저광선요법을 사용한다. 이 치료법은 이리듐 치료법에 비해 통증이나 출혈이 적고 짧은 시간에 상처가 아무는 장점이 있다. 방사선 요법으로 치료가 불가능할 정도로 암이 진행되었을 경우에는 혀의 일부를 잘라내는 경우도 있다. 따라서 수술할 정도의 설암이라면 암이 많이 진행된 상태이고 치료시기가 늦어졌다고 할 수 있다.

이러한 설암에는 수용성 키토산을 하루 25알 3회에 나누어 복용하면 효과를 볼 수 있다.

신장암

신장암은 소아와 유아 등 어린이에게 많이 발생하는 신장의 악성 종양이다. 초기에는 증상이 없을 때가 많고 점차 종양이 커져 복부의 종류가 발견된 후에서 검진을 통해 발견된다. 즉 만약 아이의 배가 크게 붓는다면 곧바로 병원에 가 진단을 받아야 한다.

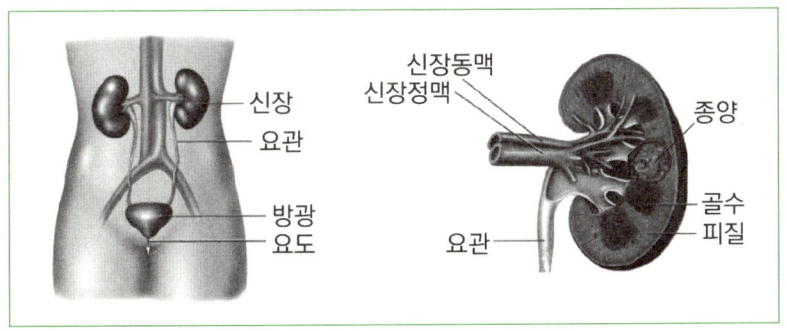

1. 원인

신장암의 원인은 크게 환경, 기존 질병, 유전으로 구분할 수 있다. 환경 요인은 흡연, 고혈압 등이 있는데, 흡연의 경우에는 발병률이 최대 2배에 달하고 금연하면 발병률도 낮아지는 것으로 알려졌다. 기존 질병 요인으로는 장기간의 혈액투석 환자에서 암 발생 위험이 높아지며, 유전적 요인에는 몇 가지 염색체의 이상으로 인해 신장암이 발생하는 경우가 있다.

2. 증상

신장암은 종양의 크기가 작을 때는 증상이 거의 없고 종양이 어느 정도 자라서 다른 장기를 밀어낼 때 환자가 스스로 증상을 느낄 수 있다. 그래서 진단이 대개 늦어지기 때문에 첫 진단 환자 중 30%는 이미 전이된 상태에서 발견된다. 가장 일반적인 증상은 혈뇨인데 이마저도 환자의 60%에서만 나타난다.

신장암은 특별히 암세포가 생산하는 특정 호르몬 때문에 고혈압, 고칼슘혈증, 간 기능 이상 등을 일으킬 수 있기 때문에 이런 다른 증상을 검사하던 중 종양이 발견되는 경우도 있다. 그러나 최근에는 아무 증상 없이 건강진단을 받던 중 우연히 영상검사로 발견되는 경우도 많은데, 이런 경우는 주로 초기에 발견되기 때문에 치료 결과가 비교적 좋다.

3. 검사 방법

진단법으로는 복부 초음파검사가 널리 이용되며, 초음파에서 신장의 종양 물질이 발견되면 전산화 단층촬영(CT)으로 확진한다. 뿐만 아니라 혈관 및 신장 주위 림프선 및 주위 장기에 대한 전이 여부를 평가할 수 있다.

4. 치료법

CT로 신장암 확진이 되고 전이되지 않았다면 신장과 그 주위 정상 조직을 광범위하게 절제하는 수술을 통해 치료한다. 종양이 크지 않은 경우에는 복강경을 이용하여 절제 수술을 하는 경우도 있다. 특별히 신장암이 다른 한 장기로만 전이된 경우에는 종양만을 제거하는 것이 도움이 되는 경우도 있다. 이 외에도 화학요법, 방사선요법, 면역요법 등 치료방법은 있으나 효과는 아직 크지 않다고 한다.

백혈병

백혈암은 사람 몸의 조혈계통에 생기는 암으로 흔히 혈액병이라고도 한다. 사람 몸의 조혈기관인 골수에서는 적혈구뿐만 아니라 백혈구와 혈소판도 만들어 낸다. 적혈구는 사람 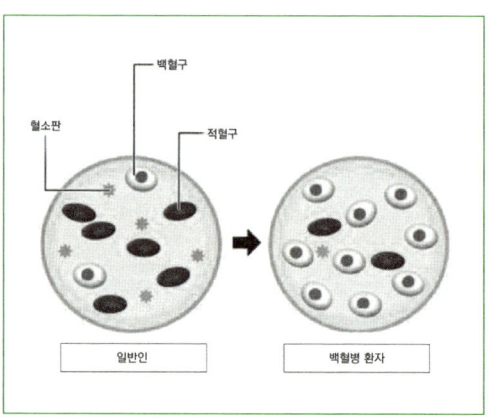 의 몸에서 필요로 하는 산소를 운반하는 역할을 하며 백혈구는 사람의 몸에 침입하는 세균이나 바이러스, 그밖에 이물질 등을 제거하고 우리 몸을 보호하는 역할을 담당한다. 또한 혈소판은 상처가 생기거나 출혈이 발생할 경우 혈액을 응고시키는 역할을 한다.

골수뿐만 아니라 비장이나 림프절에서도 림프구라는 일종의 백혈구를 만들어 내는데 림프구는 항체를 만들어 염증을 치료하는 사람의 면역기능과 관계가 있다. 이와 같이 골수와 비장, 림프절에서 항상 만들어지는 수백만 개의 백혈구세포들은 혈관이나 림프관으로 들어가 사람 몸을 순환하여 정상상태를 유지시킨다. 또한 조혈이란 자기 할일을 다한 세포들은 자연소멸 되고 새로운 세포들이 끊임없이 생성되어 보충되는 것을 말한다. 조혈모세포란 골수에 머무르면서 영속적으로 조혈 작용하는 세포를 말한다.

백혈병이란 조혈모세포가 조혈하는 과정 중에 악성변화를 일으키는 상태를 말한다. 이런 백혈구들은 유약한 세포이므로 세균의 감염, 면역 기능도 없어 제 기능을 다하지 못하는 것이다.

백혈병에는 종류에 따라 병의 진행속도와 상태 또는 분화 및 성숙 정도에 따라 몇 가지로 분류할 수 있다. 백혈구가 골수에서 만들어진 경우에는 급성 골수성 백혈병, 만성 백혈병이라고 하고 림프구에서 만들어진 경우에는 급성 림프구성 백혈병, 만성 림프구성 백혈병이라고 한다. 그러나 백혈구 세포의 성숙 능력에 따라 결함이 있는 미성숙 백혈구로 이루어진 경우를 급성 백혈병, 성숙한 세포로 이루어진 경우를 만성 백혈병이라고 한다.

1. 원인

백혈병 발생 원인에 대해서는 뚜렷이 밝혀진 바는 없으나 몇 가지 유발요인을 예를 들 수 있다. 선천적인 요인으로는 염색체에 이상이 있고, 후천적으로는 방사선, 바이러스, 화학물질 등을 짐작할 수 있다. 특히 요즘 산업의 발달로 직장 등에서 화학물질을 취급하면서 건강하던 사람이 백혈병에 걸렸다고 주장하는 이유도 여기에 있다.

그리고 후천적 요인 중 방사선은 현재까지 가장 확실한 백혈병 유발인자로 알려졌다. 또한 방사선요법으로 척추염 등을 치료한 사람과 방사선과 기사들을 일반인들보다 백혈병 발생 확률이 높게 나타난다. 특히 화학물질 중에 벤젠과 투루엔은 조혈모세포를 변화시켜 급성 백혈병을 일으키는 것으로 알려졌다. 또 선천적으로 염색체에 이상이 있는 기형아들은 성장하면서 급성 백혈병에 걸릴 위험성이 매우 높다.

2. 증상

백혈병의 증세는 종류에 따라 상이하다. 병이 상당히 진행되기까지 아무런 증세가 없다가 갑자기 여러 증세가 복합적으로 나타나는 경우도 있다. 급성 백혈병의 경우 골수에서 만들어지던 백혈구의 모세포 또는 백혈구의 수가 비정상적으로 증가하고 악성화되어 골수가 정상기능을 수행하지 못해 다른 혈액세포인 적혈구의 생성이 억제됨으로써 빈혈, 전신 쇠약, 호흡곤란 등의 증상이 나타날 수 있다. 또한 혈소판 숫자도 뚜렷이 감소하여 쉽게 멍이 들고 피부 반점, 코피, 입안출혈, 위장출혈 등을 보이기도 한다. 그리고 세균, 바이러스, 곰팡이균 등의 침입으로 감염증을 일으켜 폐렴, 패혈증, 요로감염 등으로 인해 고열이 발생한다.

그리고 림프구성 백혈병의 경우 림프절, 간, 비장 등의 림프조직이 커지는 수가 많고 만성 골수성 백혈병은 초기 증상이 거의 없어 조기발견이 어렵다.

3. 검사 방법

백혈병이란 골수에서 정상적으로 자라고 성숙한 세포들이 악성변화를 일으키는 것이기 때문에 환자의 증상과 진찰, 혈관에서 채취한 말초혈액만으로도 진단이 가능하지만, 가슴뼈나 엉덩이뼈에서 골수를 채취하여 골수검사로 확진하는 것이 무엇보다도 중요하다.

4. 치료법

백혈병 치료에는 백혈병 종류에 따라 치료법을 달리하는데 일반적으로 성인보다는 소아가 급성 골수성 백혈병보다는 급성 림프구성 백혈병의 예후가 더 좋다. 또한 최근에는 화학요법 및 보조요법의 발달로 생존기간을 연장하는 것에 그치지 않고 완전치유를 목표로 하는 경우가 많다.

❶ 급성 골수성 백혈병 치료

급성 골수성 백혈병의 1차적 목적은 완전관해이다. 완전관해를 위해서는 백혈병 세포를 없애는 항암요법을 시행하는데 보통 2~3가지 항암제를 동시에 사용한다. 치료하지 않을 경우 급성 백혈병 환자들은 2~3개월 이내에 사망에 이르기 때문에 가능한 빨리 적극적인 항암요법을 시행해야 한다. 급성 골수성 백혈병의 경우 완전 관해에 이를 가능성은 70% 정도이며 또한 환자의 나이가 많을 경우에는 치료 효과도 좋지 않으며 항암 치료로 인한 합병증으로 치료 도중 사망 할 수도 있다. 그리고 완전관해에 이르렀다고 해서 백혈병이 완치됐다는 의미는 아니며 계속적으로 적절한 치료를 해야 한다. 만일 도중에 치료를 멈출 경우 4개월 정도이면 재발하게 된다.

완전관해 후의 치료에는 표준항암요법과 골수이식 등의 방법을 쓴다. 골수이식을 시행하는 경우 2년 후까지 이식에 따른 합병증이 발생하지 않고 재발하지 않는다면 완치의 가능성이 높아진다.

❷ 급성 림프구성 백혈병

급성 림프구성 백혈병의 경우에도 급성 골수성 백혈병과 마찬가지로 치료의 일차적인 목적은 완전관해이다. 완전관해의 치료를 위해 항암제를 투여하게 된다. 완전관해율을 보면 소아의 경우에는 약 90%, 성인인 경우 약 75% 정도로 다른 백혈병에 비해 높은 편이다. 급성 림프구성 백혈병에서도 완전관해 후 재발방지를 위해 항암요법과 골수이식을 시행한다.

❸ 만성 골수성 백혈병

만성 골수성 백혈병에는 경구용 항암요법, 인터페론주사, 골수이식 등의 치료법이 사용된다. 경구용 항암제의 치료는 완치보다는 증가하는 백혈구의 수를 알맞게 감소시키는 것이 목적이다. 인터페론 주사제는 만성 골수성 발생 경과에 중요한 영향을 끼치는 것으로 알려진 필라델피아 염색체를 없애는 것을 목적으로 한다. 골수이식은 만성 골수성 백혈병의 완치를 기대할 수 있는 유일한 방법이다. 특히 초기에 골수이식을 시행할수록 성공확률이 높다.

 이처럼 백혈병은 다양한 치료방법이 동원되고 있으며 최근에는 산후태반과 탯줄에 남아있는 혈액에 포함된 조혈 줄기세포를 채취하여 이식하는 제대혈 이식수술도 실시하게 되었다. 백혈병에 있어 항암제는 정상세포까지 많은 영향을 미치고 그 결과 부작용과 더불어 조혈작용의 억제뿐만 아니라 정상적인 백혈구도 감소하기 때문에 감염 등 합병증위험이 너무 크다. 그러므로 수용성 키토산을 장기 복용함으로써 여러 부작용을 감소시키며 진행을 늦출 수 있어 70% 이상의 좋은 효과를 볼 수 있다.

뇌종양

뇌종양이란 뇌실질에서 생기는 종양 외에도 뇌막에 발생하는 원발성 및 전이성 암의 신생물질을 총칭하는 말이다.

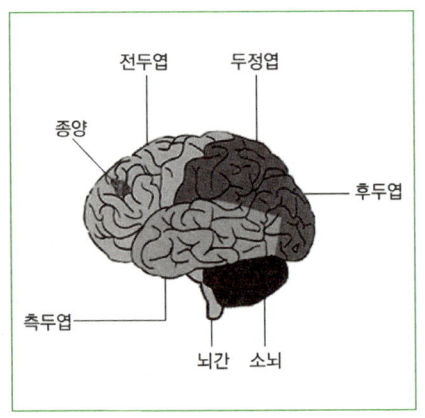

뇌종양에는 뇌실질뿐 아니라 두개골 내에 존재하는 조직, 즉 골·수막·혈관·뇌하수체·뇌신경·선천성 유전조직 등에서 발생하는 종양 등이 이에 해당되고 대부분 악성인 경우가 많다. 다른 장기 즉 폐암 등 뇌 이외의 기관으로부터 발생한 암이 뇌에 전이한 경우 전이성 뇌종양이라고 한다. 뇌종양 발생율을 살펴보면 뇌종양 중 약 20%는 15세 이하 소아에서 발생하며, 나머지 약 75%는 20~55세 전후성인에게 많이 발생한다.

뇌종양 발생 원인에 대해서는 오늘날까지 명확히 규명을 하지 못하고 있으며 또한 예방도 불가능한 현실이라고 할 수 있다.

1. 뇌종양 증상

뇌종양 등의 증세는 종양의 종류와 발생부위에 따라 달라지겠지만 일반적인 증세로는 두개내압항진이 즉 투통과 구토 등이 초기 증세의 대표적이라 할 수 있다.

그러나 모든 뇌종양에 두개내압증세가 있는 것은 아니며 말기에 가서 이 증세가 나타날 수 있다. 이 밖에도 병세가 더 심해지면 운동신경마비, 지각신경마비, 눈의 시야의 이상, 실어증 등 장애가 있을 수 있다. 특히 중년 이후에 나타나는 간질 등의 경련은 뇌종양의 가능성이 많음으로 바로 정밀검사를 받아야한다

2. 뇌종양 검사 및 진단

현재 시행되고 있는 검사 방법으로는 두개골 X선촬영, 뇌파검사, 초음파검사, 뇌혈관 조영 X선검사, 뇌실 X선촬영, 자기공명촬영, 방사선 동의원소를 이용한 검사, 최근에는 양전자 방출 단층촬영(PET) 등의 검사 방법이 이용된다

3. 뇌종양의 종류

뇌신경 교종이란 뇌신경 세포를 둘러싼 신경세포에서 발생하는 종양으로 뇌종양 전체의 약 30%를 차지한다. 양성종양은 수술로 대

부분 완치되지만 악성교종은 수술요법 방사선치료 화학요법 등을 병행 치료해도 효과가 크지 않다.

수막종이란 뇌를 둘러싼 경막에 발생하는 종양으로 뇌종양 중 약 15%를 차지한다. 일반적으로 양성이며, 수술로 완치할 수 있다. 그러나 두개저에 발생했을 경우 악성인 경우가 종종 있다.

❶ 하수제 선종

하수제 선종이란 뇌의 밑 부분에 있는 하수체에 발생하는 종양으로 양성인 경우가 대부분이다. 종양에서 분비되는 과잉 호르몬에 의해 여러 가지 증세도 나타난다.

❷ 청신경 종양

청신경 종양이란 평형감각이나 청각을 담당하는 신경에 발생하는 종양이다. 증상은 귀에 난청이 올 수 있고 종양이 진행되어 커지면서 안면마비 증세가 나타날 수 있다.

❸ 전이성 뇌종양

뇌 외의 장기에서 즉 폐암, 유방암 등에서 발생한 암이 뇌로 전이한 암이다. 본래의 병소에서 충분히 치료를 했음에도 불구하고 전이된 경우가 많다.

4. 뇌종양 치료

뇌종양 최료에는 외과적으로 절제 수술하는 것이 가장 좋은 치료법이라 할 수 있다. 그러나 수술이 불가능할 경우에는 측두엽을 절제한다든지 뇌수액의 통로를 새로 만들어 주든지 하여 두개내압을 강하시켜 일시적으로나마 생명을 연장시키기 위한 수술을 하는 경우도 있다. 이밖에 방사선요법은 수술이 불가능하거나 수술 후에 보조요법으로 사용하는 경우가 많으며 화학요법은 수술상태를 개선하기 위해서나 수술이 불가능한 경우에 사용된다

결론적으로 말해 뇌종양 치료는 수술로 병소를 제거하는 방법이 가장 효과적이며 확실하게 치유 가능성은 높지만 뇌 기능손상으로 인한 언어기능장애 등이 뒤따를 수 있기 때문에 고도의 전문적 경륜의 집도에 이루어져야 한다. 항암제 치료는 백혈구 감소 등의 부작용뿐만 아니라 뇌혈관의 독특한 구조로 인해 뇌종양에는 적합하다고 말할 수는 없다.

암에 효과적인 림프구를 증식시키는 면역세포 치료는 최근에 주목받고 있는 치료법이기도 하지만 뇌종양 수술과 감마 및 사이버 나이프 등의 방사선 치료에도 좋은 성적을 거두고 있다.

그러나 면역치료는 보조 효과 높이는 치료법으로 사용하는 것이 좋다. 종양의 종류에 따라 다르지만 수용성 키토산을 병용하여 상당히 좋은 결과를 얻고 있다. 다시 말해 수술로 100% 절제했다 하더라도 5년 생존율 매우 낮은 편이다. 따라서 수용성 키토산을 하루 25~30알, 4~5회 나누어 복용한다.

암을
치료하는
일본인들의
**자연
치유법**

제4장

수용성 키토산으로 암을 고친 사례

악질 인환성 말기 위암에서
살아나다

미즈시마 유우, 63세, 일본 효고현 거주

샐러리맨으로 필리핀 수빅에 살고 있던 2009년, 수빅의 한 병원에서 진찰받은 결과 말기 위암이라는 판정을 받았다. 더구나 인환성 세포암이라는 진단을 받았고 대장과 취장에도 전이되었음을 알았다. 당시에는 수술을 하려면 필리핀보다 일본 의료시설이나 기술력이 좋다고 해 소개장을 받아 귀국했다. 2009년 3월 1일 일본 나리타에 도착했다.

당시 95kg 나가던 체중이 27kg이나 감소했다. 아내가 키토산에 대한 이야기를 듣고 사온 것을 공항에서부터 복용하기 시작했고, 3월 10일까지 약 10여 일을 다량 복용했다. 친구로부터 소개받은 일본 병원에서 다시 검사를 해보았지만 역시나 수빅의 병원과 같은 진단 결과를 받았다.

식도의 하부에 주먹만 한 크기의 암이 2개에 궤양이 가득했고 췌장이 유착되어 십이지장에 음식물이 들어가지 못하는 상태로 수술을 해도 6개월밖에 살지 못한다고 했다.

3월 9일 입원해 14일에 수술을 받기로 했으나, 가족들과 의논한 결과 수술을 거부하기로 했다. 그리고 담당의사와 상담해 수술은 받되 3주간만 연기하기로 했다.

수술의 조건으로서 다른 곳에 전이된 암은 일절 건드리지 않고 음식물이 통과할 수 있도록 하는 정도의 수술만 하기로 했다. 혹시 암이 심하게 악화되어 있다면 수술을 중지하고 그대로 덮기로 했다. 결국 3월 28일, 음식물이 들어갈 때 장애 받지 않도록 하는 부분수술을 했다. 수술로 암은 축소되고 궤양은 거의 없어졌으나 장과 췌장이 유착된 것은 해결하지 못했고 췌장암도 그대로 남아 있었다.

4월 8일이 되자 건강이 회복되기 시작했다는 것을 느끼기 시작했다. 담당의사는 상태가 좋아졌으니 항암제와 방사선 치료를 하자고 하였으나 거부했다. 십이지장의 바이파스 수술을 하면 합병증이나 영양흡수 불량 상태가 되는 것은 당연한 것인데, 아무런 이상이 없어 담당의사도 너무 이상하다고 놀랐다.

그리고 4월 19일, 아직은 위험한 상태였지만 무리하게 퇴원했다. 통증이 있을 때는 키틴·키토산을 복용했고 5월 5일이 되자 몸이 본격적으로 회복되기 시작했다. AFP(alpha fetoprotein)는 일시적으로 1300까지 올랐으나 다량의 키틴·키토산을 복용하고 1주일 만에

330으로 떨어졌다.

 그 후로도 직장으로 복귀해 해외출장 등 불규칙적인 생활이 계속되면서 다시 건강이 악화되어 지금은 자택에서 요양하고 있다. 그러다가 복막에 탁구공만한 종양이 있는 것을 발견했다. 발작도 있지만 심한 통증은 좌약 진통제로 대응하고 있고 AFP는 높아졌다, 낮아졌다를 반복하고 있다. 하지만 처음에 6개월밖에 살지 못한다고 했던 내 생명은 3년째로 접어들고 있다. 키틴·키토산의 덕분이라고 밖에 생각되지 않는다.

말기 유방암에
키토산보다 좋은 것은 없었다

마쓰오카 세츠코, 60세, 일본 도쿄 거주

2010년 봄 오른쪽 유방에 주먹만 한 크기의 딱딱한 것이 생기고 몸 상태도 좋지 않아 아침에 일어나는 것조차 너무 힘들었다. 피부가 검게 변하고 특히 오른쪽 어깨의 심한 통증으로 너무나 괴로웠다. 또한 오른쪽 폐에 압박감이 느껴져 호흡마저 힘들게 되었다. 이러한 증상들로 매일 밤 전기이온치료기로 몸을 풀지 않으면 다음날 아침 일어나는 것은 불가능할 정도였다.

그러다가 그해 5월 인근 병원에서 진찰을 받은 결과 말기 유방암이라는 판정을 받고 수술 외에 다른 치료법이 없다는 말을 들었다. 6월에 접어들면서 증상이 악화되었고 누르면 고름 같은 것이 나오기 시작했다. 그때 나는 암에 대한 공포와 두려움 때문에 어찌할 바를 몰랐다.

7월 초 더 큰 병원으로 가서 정밀검사를 받았고 그곳에서도 틀림없는 말기 유방암이라는 말을 들었다. 병원에서는 5일 이내로 수술일을 정하자고 했다. 이 소식을 들은 가족들은 빨리 수술을 하자고 했지만 나는 반대했다. 살고는 싶지만 수술에 확신이 들지 않아 어떡하면 수술을 하지 않고 암을 고칠 수 있을까 생각했다.

그러던 중 7월 말, 친구의 권유로 키토산을 복용하기 시작했다. 처음에는 아침, 점심, 저녁 8알씩 총 24알을 복용했다. 하지만 8월이 되어도 나른함과 권태증은 그대로 남아있었고 통증에도 큰 변화는 없었다. 그러나 기분적으로는 왠지 편한 상태가 지속되어 일단은 계속 먹어보기로 했다. 3주가 지나가 소변 색깔이 깨끗하게 변하는 등 변화가 슬슬 나오기 시작했다.

9월이 되자 병원에서는 수술 독촉을 받기 시작했고 나는 계속해서 이를 거절했다. 그리고 키토산을 복용한 지 3개월째가 되는 10월에는 유방암이 1/3 정도로 축소된 것이 확인되었다. 조금씩 변화가 일어날 때마다 통증이 찾아왔다. 그러나 나는 이 통증이 올 때마다 내 몸속의 암이 작아지는 것 같은 느낌이 들었다. 피부도 검은 빛이 사라지면서 점점 몸이 나아지고 있다는 생각이 들었고 희망이 보이는 것 같아 너무나 기뻤다.

11월에는 거품 섞인 가래와 함께 기침도 한 달간이나 지속되었다. 그러나 암의 크기는 통증의 반복과 함께 점점 작아졌으며 호전반응과 같은 반응(나른함, 가려움, 통증)이 몇 번이나 반복되었다. 그런데 다음

해 2월 피고름이 나오고 통증이 심해지면서 잠을 잘 수 없는 상태가 되었고 속옷을 적실 정도의 출혈까지 있었다. 그 후 2~3일 동안 계속해서 통증을 느꼈지만 암이 조금씩 작아진다는 느낌이 들었다. 그러더니 감기 증상이 사라지고 식욕도 돌아와 몸 상태가 아주 좋아졌다.

8월에 접어들어 축소된 암을 확실하게 고칠 수 있는 좋은 약이 있다는 친구의 소개로 한방약을 복용하기 시작했다. 겨드랑이 밑의 림프가 날이 갈수록 부어 다소 걱정되었으나 일시적인 호전반응이라 생각하여 그다지 염려하지 않았다. 소개 시켜준 친구도 일시적인 현상이므로 괜찮다고 했다.

그런데 상태는 점점 악화되어 갈수록 암 덩어리가 커지게 되었고 오른쪽 팔까지도 부어올라 불안한 느낌이 들기 시작했다. 몸 상태도 키토산 복용했을 때와 비교해보면 좋지 않았다. 식욕도 감퇴되어 감기도 쉽게 걸리고 몸도 나른해져 누워 있는 날이 많아지게 되었다. 나는 너무 이상한 생각이 들어 그 약을 판매한 회사와 상담을 했고 회사로부터 수술을 하라는 말을 들었다. 너무나 의외의 말이어서 분노를 느끼지 않을 수 없었다. 키토산으로 암을 1/5로까지 축소시켜 놓았는데, 그 보다 더 효과가 있다던 약으로 다시 원점으로 돌아가 버렸기 때문이다.

그리하여 10월 키토산을 다시 복용하기 시작했고 다음해 1월 다시 암은 1/3로 축소되었다. 그리고 또 한 해가 지나자 암은 1/5로 축소되었지만 내 경제사정으로 많은 양은 복용할 수 없어 양을 조금 줄여 계속 복용하고 있다. 이후 몸도 순조롭게 회복되었으며 항상 밝은 마음으로 스트레스를 받지 않으려 노력하며 면역력 향상을 위해 노력하고 있다. 이렇게, 저렇게 효과가 좋다는 약보다 나에게는 키토산이 최고의 효과를 보여주었다.

간장암이
흔적도 없이 사라지다

타무라 켄지, 59세, 일본 도쿄 거주

2년 전 이상하리만큼 권태감이 느껴져서 병원에서 진찰을 받았다. 그 결과는 C형 감염에서부터 간경변에 걸려 있다는 것이었다. 더군다나 간장의 세 군데에 악성종양이 발견되었다.

간장암은 갑자기 정상적인 간장에 암세포가 발생하는 일은 드물고 대체로 C형 감염이나 간경변에서 진행된다고 하는데, 나도 감염이 만성화되어 그로부터 간장암까지 발전한 것이라고 한다. 자각증상은 전신이 나른하다는 것뿐이었지만, CT 검사와 혈액생화학 검사를 해보니 응어리와 간 기능 이상 외에 암세포가 그림자를 드리우고 있었다.

복부 초음파검사에서는 간종과 이미 복수가 차기 시작했다는 것도 알게 되었다. 아마 조기에 발견했다면 수술도 가능했을 것이다. 하지만 담당의사는 치료할 방법이 없다고 하면서 앞으로 반년을 넘기기 힘들다고 했다.

그러던 중 나는 게 껍질로 만든 건강식품이 효과가 있다는 소문을 듣고 다른 병원을 찾아가 그에 관련된 상담을 했다. 그 의사도 병의 상태를 생각하면 딱히 권유할 만한 것은 아니라고 하면서도 적어도 고통이라도 덜 수 있다면 좋겠다며 키토산을 추천해 주었다.

아침, 점심, 저녁으로 한 번에 10알씩 30알을 복용하면서 서서히 안색도 좋아졌고, 3개월 정도가 지나니까 복수가 빠져서 작아졌다. 반신반의하며 먹었던 것이 이렇게 큰 효과를 발휘할지는 몰랐다. 더구나 4개월째에는 퇴원을 하게 되었다.

검사를 해보니 간장암의 모습은 없어졌고 나는 물론이고 담당 의사도 놀랄 뿐이었다. 그리고 지금 나는 아주 평범한 일상생활을 보내고 있다. 나처럼 간장에 C형 감염과 간경변, 암이 함께 있던 환자가 완치됐다는 이야기나, 키토산을 복용한 지 4개월 만에 퇴원했다는 이야기를 하면 못 믿는 분들도 많을 것이다. 나도 믿기 힘들었으니까.

하지만 담당의사의 설명에 따르면 간은 통상적으로 필요한 능력보다 4배에 달하는 여력을 만들어 내는 장기인 점, 소생력이 뛰어나 절반 정도를 잘라도 바로 원상태로 복원된다는 점, 튼튼하여 잘 참고 잘 견딘다는 점 등 다른 장기와 다른 능력을 갖고 있기 때문이라고 한다.

C형 간염, 간경변, 간암을 모두 극복하다

코바야시 히로시, 63세, 일본 도치기현 거주

내가 병을 체험한 것은 앞으로의 남은 인생에 있어 큰 공부가 되었다고 생각한다. 과거 30년 동안 병과는 전혀 무관한 생활을 해왔던 나는 2008년 9월 24일 밤, 친구와 식사 중 갑자기 뇌경색으로 쓰러지게 되었다. 근처 병원의 뇌 외과에서 긴급 치료를 받고 10월 2일 퇴원을 한 후, 손발을 절이는 정도의 후유증이 있기는 했지만 일상생활에는 별다른 지장이 없어 안심하고 살고 있었다.

그런데 다음 해 3월 11일 검사를 받은 결과 30여 년 전 큰 사고로 수혈을 받았던 혈액에 의해 C형 감염에 감염되었다는 사실을 처음 알게 되었다. 이 C형 감염은 이미 상당히 진행되어서 간경변에서 간암으로까지 발전되었다고 해서 다시 암센터에 입원했다.

바로 치료에 들어갔지만 기대한 만큼의 효과는 나타나지 않았다. 그러다가 3월 말 정도에 병문안 왔던 친구로부터 많은 연구는 물론

이고 체험 사례가 있다면서 키토산을 선물로 받게 되었다. 그날부터 하루에 3알씩 3번 복용하기 시작했다. 그로부터 1주일 후 혈청검사를 받았는데 정말로 기적적인 일이 일어났다. 입원 당시 GOT 402에 GPT 423이었던 것이 검사에서 각각 70, 60으로 내려간 것이다.

그 후 4월 검사에서는 43, 40으로까지 내려갔고 건강상태까지 회복되면서 5월에는 집으로 돌아올 수 있게 되었다. 7월 병원에서 재검사 요청을 받고 CT 촬영 및 MRI 등의 검사를 받았지만, 결과는 모두 정상으로 나와 담당의사도 이제는 걱정할 필요가 없다는 말을 들었다.

내가 키토산을 복용하고 있다는 사실을 담당의사도 알고 있었기에 퇴원 전 몇 번이나 키토산의 효능이 좋은 것 같다고 했다. TV이나 신문에서 키토산에 대한 보도를 볼 때마다 정말로 대단한 건강식품이라는 생각과 함께 보다 많은 사람들에게 알려주고 싶은 마음이 간절하다. 앞으로도 키토산을 친구로 삼아 남은 여생을 안전하게 보내려 한다.

재발했던 간암이
어디론가 사라져버렸다

코지마 치요코, 65세, 일본 군마현 거주

나는 2010년 4월에 지방 암센터에서 간장병으로 1/3 정도의 간장 절제 수술과 함께 담낭을 적출하는 수술을 받았다. 10시간 정도 소요된 대수술이었지만 매우 성공적이었고, 6월 말경에 퇴원할 수 있었다. 퇴원 후 3개월에 한 번씩 정밀검사를 받으라는 의사의 지시에 따라 9월에 첫 정기 검진을 받게 되었다.

그러나 검진결과 2cm 정도의 암이 재발한 것이 발견되어 즉시 다시 입원을 하였고, 혈관 조영 후 간동맥에 긴 관을 넣어 직접 항암제를 주입, 세포를 파괴하는 치료를 받고서 10월 말 퇴원했다. 그리고 2차 검진 결과 3곳에서 재발한 암세포가 발견되어 다시 치료를 시작하게 되었다. 이때는 33번의 방사선 치료를 받고 상태가 호전되어 5월 말 퇴원했다.

3차 검진은 10월이었는데 이때도 또 2cm, 1.2cm의 암세포 재발이 발견되어 암 종양에 직접 알코올(에탄올)을 주입하는 치료를 받았다. 그러나 2cm 암은 치료에 성공했지만 1.2cm의 암은 치료하기 어려운 곳에 있어 11월에 그냥 퇴원할 수밖에 없었다. 이와 같이 치료를 하여도 계속해서 재발하는 암 때문에 결국 모든 것을 하늘에 맡길 수밖에 없다는 생각을 하기 시작했다.

그러던 중 문병 온 친구로부터 키토산을 받고 복용하기 시작했다. 하루에 5알씩 3회를 복용하기 시작했는데, 복용 후 1주일이 지나자 마치 수면병에 걸린 사람처럼 계속 잠에 빠져들었다. 그리고 15일째가 되던 날 갑자기 겨울잠에서 깨어난 듯 몸이 가볍게 느껴져서 무척 놀랐다. 호전반응일 것이라는 생각은 했지만, 그래도 혹시나 하는 생각에 병원에 가서 혈청검사를 받아보았다. 그런데 검사 결과 정상이었다. 혈청뿐 아니라 CT, MRI 등의 검사에서도 걱정하고 있던 1.2cm의 암이 어디론가 사라져 버린 것이었다.

물론 가장 놀란 사람은 담당의사였다. 키토산이 그토록 지독했던 암을 마침내 없애준 것이다. 지금은 하루에 키토산을 20알씩 매일 복용하고 있다. 간장도 재생되어 원래의 크기대로 돌아왔다. 대수술의 경험을 통해 하루가 다르게 발전하는 현대의학과 키토산의 위력이 이제는 암도 꺾을 수 있을 것 같다. 암을 두려워하지 않고 결코 포기하지 않고 시도했던 것이 내 목숨을 살린 것이라고 생각한다.

현재 나는 암으로 고생하는 사람들을 위한 자원봉사 활동에 참가하여 한 사람이라도 병마에서 벗어날 수 있도록 노력하고 있다.

난소암으로
시한부 판정받고도 살아났다

나카오 나오토, 55세, 일본 카나가와 거주

　아내는 50세가 넘어가자 어깨 결림, 두통, 변비, 요통 등 이상 증세가 나타나기 시작했다. 나와 아내는 그냥 갱년기 증상이라고만 생각했다. 그러다가 작년 2월부터 요통이 심해지더니 구토까지 나왔다. 이튿날 아침, 곧바로 내과에서 진찰을 받았는데 원인을 확실히 알 수 없다는 말을 들었다. 좌약을 사용해서 통증은 완화되었지만, 그 약이 없으면 다시 통증이 심해져 다른 병원에서 진찰을 받기로 했다. 신장에 부은 부분이 있다는 진단을 받고 진통제를 복용했지만 단순한 요통이 아닌 것 같아 결국 대학병원에서 정밀 검사를 받아보기로 했다.

　대학병원의 CT 스캔에서는 난소 종양이 있는 것으로 나타났고, 초음파, MRI 등의 검사를 통해 악성 난소 종양(난세포암)일 가능성이 농후해졌다. 4월에 시험적으로 개복 수술을 받았는데 왼쪽 난소에 종양이 인정되었을 뿐만 아니라, 종양은 대장, 소장에 유착한 것으로 나타났다. 종양 마커 CA125가 7,000이 되었고, 최종적으로 장폐색을 일으키게 되어 시한부 2개월이라는 판정을 받았다. 담당의사는 절제 불가능하다고 진단하여 그대로 닫고 CEP화학요법, 항암제 치료를 제안했다. 이 진단을 받은 후, 아내는 절망적인 상태에 빠져 먹을 수도 없게 되었고, 몸 상태도 극단적으로 약해지면서 암 치료도 받지 않게 되었다.

그때 친구가 문병을 오면서 수용성 키토산과 그것에 관한 책을 선물해 주었다. 친구는 수용성 키토산의 효능에 대해 설명해주면서 여러 암 환자가 암을 극복했다는 이야기와 식생활 습관과 병에 대해서 이야기해 주었다. 그런 이야기를 듣자 아내와 나는 살고 싶다는 마음이 너무나도 간절해졌다. 그래서 적극적으로 수용성 키토산을 치료에 도입하고 식사 요법도 실시하고 싶어서 그날 오후부터 수용성 키토산을 복용하기 시작했다. 그리고 그날 밤 진통제를 복용하지 않았는데도 통증은 없었다.

수용성 키토산을 복용하기 시작하고 나서 2주 후, 1주일 동안 계속해서 검은 변이 나왔다. 배뇨 횟수도 많아졌다. 허리의 통증은 없었지만 나른한 느낌이 들고, 밤에는 속옷을 갈아입을 정도로 땀이 났다. 그 후에 갑자기 아내는 몸이 가벼워졌다고 하면서 식욕이 돈다고 했다. 심신이 모두 상쾌해지면서 밤에도 괴로운 느낌이 없이 잠을 편히 잘 수 있게 되었고, 아침의 나른함도 사라졌다. 땀이 많고 오줌도 많았는데, 변은 잘 나오지 않아 정기적으로 완장을 실시하여 많은 물을 마실 수 있게 되었다. 수용성 키토산을 복용하는 양도 15알에서 30알로 늘렸다.

반년 후, 장의 CT 검사에서 종양이 대장, 소장에 유착하고 있지만, 성장은 하지 않았고 요관에 대한 유착은 없었으며 다른 장기로의 전이도 발견하지 못했다는 결과를 얻었다.

그리고 2주 후, 아내의 허리에는 통증이 전혀 나타나지 않았고 안색도 좋고 생기도 되돌아왔다. 외박 허가도 받아 집으로 돌아와 밥을 먹으면서 체중도 5kg이나 증가했다. 운동을 위해 세탁, 설거지 같은 살림도 아내가 스스로 했다.

올해 들어 몸 상태가 좋아 의사가 다시 수술하여 유착된 부분을 완전히 절제하자고 했다. 그러나 그러면 인공항문이 필요하기 때문에 아내는 일단 수술을 연기했다. 그대로 수용성 키토산을 계속 복용했고, 3월 20일, 대량의 타르색 변을 배설했다. 그랬더니 그때까지 하복부에 있었던 커다란 덩어리가 전혀 보이지 않았다. 너무 놀라 3일간에 걸쳐 MRI를 비롯한 각종 검사를 받았지만 덩어리는 어디에서도 볼 수가 없었다.

앞으로 길어야 2개월이라고 했던 작년 4월부터 1년이 지났다. CT 스캔에 의한 검사에서는 암이 축소하고 있으며, 대부분의 암세포가 사라졌다는 진단을 받았다. 아마 난소 내부에는 종양 세포가 괴사한 후의 액상물이 고여 있었던 것으로 보인다. 지난번의 대량의 타르색 변은 그것이 부서진 것으로 생각된다.

지금 아내는 타르 상태의 변도 없어졌고, 배변도 배뇨도 정상적이다. 식욕도 왕성해 건강하게 생활하고 있다.

재발한 간장암이
수술없이 회복되었다

다케무라 마사요시, 59세, 일본 가고시마 거주

건강했던 내가 어깨 결림, 눈의 피로, 목의 아픔, 두통 등을 느끼게 된 것은 지금으로부터 12년 전이다. 당시 47세였기 때문에 이제 슬슬 몸 생각을 해야 할 때라고 보고 건강진단을 받기로 했다.

같은 해 9월 병원에서 검사를 받았더니 에코 검사 결과 마음에 걸리는 부분이 있어 CT 스캔도 받게 되었다. 그리고 간장암이 발견되었다. 그것도 이미 상당히 위험한 간장 파열 직전 상태여서 곧바로 다른 대학병원에 입원 수속을 해주어 10월 긴급 입원했다.

그리고 수술까지의 20여 일 동안, 여러 가지 검사를 실시했고 10월 말 수술을 받았다. 수술 전에는 간장의 3분의 1을 적출할 계획이었지만, 수술이 끝나고 의사 선생님은 3분의 2를 제거해냈다고 했다. 수술 후 주의사항을 지키며 화학 치료를 실시해 3개월 정도 만에 원래 병원으로 돌아왔다. 1년 정도 휴직한 후 직장으로 복귀한 지 이제 13년이 지나고 있다.

　사실 3년 전 암이 재발해 항암제 투여 치료를 받았던 시기가 있었다. 설마 하던 재발이었지만 더 이상 수술은 받고 싶지 않아 스스로 어떻게든 해보겠다는 마음으로 암에 관한 모든 정보를 모으기 시작했다. 그중에서도 암에 좋은 것으로 보이는 중국산 영양제를 우선 복용하기 시작했다. 그리고 조금 후에 수용성 키토산을 알고 나서부터 1회에 5알, 하루 3번 꾸준히 복용하기 시작했다. 그리고 지금 나는 수용성 키토산과 끊으려야 끊을 수 없는 관계가 되었다.

　수용성 키토산을 복용하는 동안, 3개월마다 대학병원에서 검사를 받고 있는데 최근에 주치의로부터 모든 것이 좋은 상태라는 말을 들었을 때, 수용성 키토산을 계속 복용한 덕택이라고 생각했다. 지금도 매일 15알씩 복용하고 있다. 그리고 재발했던 암은 완전히 사라졌다.

유방암에서 폐로 전이했던 것이
3개월 만에 사라졌다

아키야마 아유미, 47세, 일본 아키타 거주

고령인 시부모님과 함께 살고 있어 이전부터 식사에는 주의를 기울이는 편이었다. 생선과 육류를 균형 있게 섭취하고 있었고, 영양에 대한 지식도 나름대로 있다고 생각했다. 그도 그럴 것이 시아버지가 9년 전 위암 수술을 받으셨기 때문이다. 하지만 친정 쪽으로는 대부분이 건강하고 암으로 세상을 떠난 사람도 없어 크게 걱정은 하지 않았다.

그러다가 매년 받는 검진에서 유방암일 수도 있다는 진단을 받았다. 자각 증상이 없었던 만큼 너무나 큰 충격이었다. 그리하여 아는 사람이 근무하는 병원에서 새롭게 X-ray, 에코, 채혈 등의 검사를 받았는데, 왼쪽 유방에 진행 정도가 5단계 중 2단계인, 중기의 유방암이 발견되어 곧바로 입원하게 되었다.

9월에 수술을 실시하여 왼쪽 유방을 적출해 냈다. 실은 이 수술을 할 때에도 폐로 전이되고 있는 상황이었다. 그때 병원 의사가 남편의 친구였는데, 그 의사의 권유대로 한 번 항암제 치료를 받았다. 부작용인 구토는 나왔지만, 체력을 늘려야만 한다는 마음으로 식사량을 늘렸다. 하지만 나는 화학요법에 의지하지 않고 내 자신의 힘, 즉 자연치유력으로 암을 극복하고 싶었다.

그러던 어느 날, 남편이 수용성 키토산을 가지고 왔다. 남편 회사 거래처에서 근무하는 사람이 이전 폐암에 걸렸을 때 이것을 복용하고 나았다는 것이었다. 그래서 하루에 40알을 4~5번 나누어 복용하기 시작했다.

그 후, 퇴원하여 항암제를 그만두고 수용성 키토산만을 복용하고 있었는데, 수술로부터 3개월 후의 검사 결과 폐에 있었던 암세포의 그림자가 서서히 사라졌다고 했다. 이것은 수용성 키토산 덕분이라고밖에 생각할 수 없다. 그래서 나는 매일 빠뜨리지 않고 25알의 수용성 키토산을 복용했고, 이후 몸 상태도 더욱 좋아져 움직여도 피곤한 일이 없어졌다.

현재 수술한 지 1년 이상이 경과했다. 최근의 검사에서는 폐의 그림자도 보이지 않았다. 의사에게 수용성 키토산 이야기를 했더니 믿을 수 없다며 아주 놀라는 모습이었다. 하지만 나로 인해 의사도 수용성 키토산에 큰 흥미를 가지게 되었다고 한다.

난소암이
완치되다

타나베 세츠코, 40세, 일본 치바 거주

매해 실시되는 검진에서 난소암일 수도 있다는 말을 듣고 나는 내 귀를 의심했다. 자각 증상이 없어 예상치도 못했던 일이었기 때문이다. 곧바로 시내의 암센터에서 다시 조사를 받자, 암이 분명하며 자궁에도 전이했기 때문에 수술이 시급하다는 말을 들었다.

그리고 2006년 4월, 나는 난소와 자궁을 적출하는 수술을 받았다. 그리고 수술 후 곧바로 아는 사람의 권유로 프로폴리스를 복용하기 시작했다. 그런데 폐암이었던 남편을 치료했다는 친구가 수용성 키토산을 권해서, 프로폴리스와 수용성 키토산을 함께 복용하기로 했다. 친구 부부의 체험담은 나에게 용기를 북돋워 주기에 충분했다.

수술 후에는 몸이 조금 나른하기도 했지만 또 다른 부분으로 전이할 가능성이 있어, 1년 동안 수용성 키토산을 6알씩, 하루에

4~5번으로 나누어 복용했다. 복용하기 시작하고 얼마 지나지 않아 곧바로 효과가 나타났다. 식욕이 생기면서 식사가 가능하고 상처의 통증도 거의 사라졌다.

　지금은 집안일도 하면서 급식센터에서 파트타임으로 일도 하고 있으며, 아직도 수용성 키토산을 10알씩 매일 복용하고 있다. 그 때문인지 나는 감기에도 걸리지 않고 여름에 쉽게 느끼던 피로감도 사라졌다.

악성 림프종에서
항암제의 부작용이 사라졌다

마츠이 쿠니오, 58세, 일본 이와테 거주

작년 3월에 목에 통증이 생겨서 그것을 완화하려고 스스로 마사지를 하고 있었다. 그러다가 목에 응어리가 있는 것 같아 불안해 병원에서 검사를 받았더니 악성 림프종이라는 판정을 받았다. 수술이 힘들다고 해서 결국 항암제 치료를 받게 되었다.

입원하고 처음으로 항암제를 투여하고 나서 2주일 만에 발열, 구토 등의 부작용이 나타났고 그 때문인지 식욕도 없어졌다. 3주일 후에 두 번째 항암제를 투여하자 부작용은 이전보다도 심해져, 식사를 하지 못하고 머리카락이 빠지기 시작했고 다리도 저려 걸을 수 없게 되었다. 체중도 10kg이나 줄었다. 이대로 항암제를 계속 투여하다가는 내가 죽겠다는 생각이 들었다.

가족들도 나를 보고 불안했던지, 부작용 억제에 효과가 있다는 수용성 키토산을 구해왔다. 그때까지 나는 건강식품이라고 하면 아무래도 믿음이 안 갔지만, 지푸라기라도 잡는 심정으로 일단 복용해 보기로 했다. 처음에는 하루에 10알 복용하는 것도 힘들었지만, 복용하기 시작한 지 1주일 후에는 죽을 먹을 수 있게 되었고 걸을 수도 있게 되었다. 그렇게 수용성 키토산의 효력을 알고 나서부터는 복용량을 10알에서 20알로 늘렸다. 그러자 얼마 지나지 않아 죽이 아니라 보통 식사도 할 수 있게 되었고, 잠도 편하게 자고 체중도 조금씩 늘어나기 시작했다.

항암제의 부작용은 거짓말처럼 사라졌고 몸의 컨디션도 이전과 비교할 수 없을 정도로 좋아졌다. 의사도 줄어들었던 백혈구가 많아졌다고 했다. 세 번째 항암제를 투여하기 전날에 수용성 키토산을 30알 복용했다. 그리고 다음 날 7시간에 걸쳐 항암제를 투여했는데 이전의 두 번과는 달리 구토도 없었고 곧바로 집으로 돌아올 수 있었다. 식사도 할 수 있었고, 피로감도 많이 줄었으며 지난번처럼 격렬한 부작용 증상도 나오지 않았다.

그리고 2주일 후의 검사에서 악성종양은 절반 정도로 작아져 있었다. 이에 의사는 항암제 투여 간격을 짧게 하겠다고 했다. 그 후 수용성 키토산을 계속 복용하면서 2개월 동안에 4번의 항암제를 투여했지만 부작용은 전혀 없었다.

9월에 검사를 받아 보았더니 놀랍게도 종양이 흔적도 없이 사라져 있었다. 기적이라고밖에 표현할 수가 없다. 나는 이것도 모두 수용성 키토산 덕분이라고 믿고 있다. 그래도 재발이나 전이가 무서워 지금도 하루에 20알을 4번에 나누어 복용하고 있다.

위암 수술 후 항암제의
부작용이 없어졌다

치노 케이코, 43세, 일본 아이치 거주

내가 위암을 절제하는 수술을 받았던 것은 2001년 10월의 일이었다. 그 1년 정도 전부터 병원에서 위궤양약을 처방받아 복용하고 있었지만, 전혀 좋아지지 않았다. 병원을 한번 바꿔보기로 하고 다른 병원에서 진단을 받았더니 진행성암이라는 것이었다. 수술이 시급하다는 말에 나는 곧바로 입원했고, 충분한 설명도 못 들은 채 수술을 받았다. 그리고 수술 후 3주가 지나서부터 항암제를 투여하게 되었다.

사실 나는 정확히 내가 어떤 상태인지 몰랐다. 그런데 옆 침대의 환자가 유방암이었고, 그 사람과 내가 맞는 주사가 같아 내가 위암이라는 사실을 직감했다. 물론 그때의 충격은 지금도 생생하다. 하지만 집에 있는 가족들을 생각하면 계속 입원해 있을 수만은 없는 일이었다. 그래서 나는 1개월 만에 퇴원했다.

그리고 2주에 한 번 병원에 가서 항암제 주사를 맞았는데, 그러다가 1주에 두 번으로 횟수가 늘었고 항암제 부작용도 심해져 발열, 불면, 구토 증상이 나오기 시작했다. 사실 내가 수용성 키토산을 알게 된 것도 이때였다. 하지만 그 효과를 쉽게 믿는 것은 쉬운 일이 아니었기 때문에 남편이 권유해도 거부하기만 했다.

부작용이 계속 심해지고 있는 가운데 구내염으로 아무것도 먹을 수 없게 되었다. 게다가 코피가 나오고, 얼굴이 붓고, 다리까지 붓기 시작했다. 그런 나를 보고 남편은 나에게 다시 수용성 키토산을 권유했고, 나도 한번 믿어보자는 마음으로 복용하기 시작했다.

하루에 24알을 3번으로 나누어 복용하기 시작했는데, 3일째가 되자 구내염이 점차 낫기 시작하여 밥을 먹을 수 있게 되었다. 그리고 1개월 반 후, 눈이 새빨갛게 충혈되면서 눈곱이 생겼지만 호전반응이라고 보고 계속 복용했더니 1주일 후 눈이 편해졌다. 이 호전반응이 지나고 나서부터는 식욕이 생겨 이전처럼 먹는 것도 가능했다.

정기 검진에서도 위가 순조롭게 회복되고 있는 것으로 나타났고, 다른 곳에도 이상이 없다고 했다. 그 후 나는 재발과 전이를 예방하기 위해 수용성 키토산을 하루에 15알 계속 복용하고 있다. 그 덕분인지 현재도 건강하게 가사뿐만 아니라 사회생활도 열심히 하고 있다.

항암제와의 병용으로
뇌종양이 사라졌다

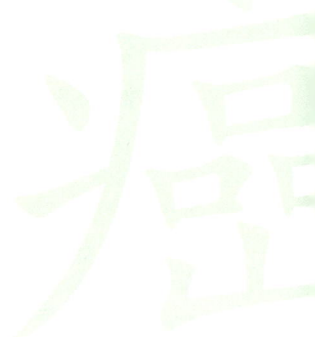

마츠이 세이지, 32세, 일본 미야자키 거주

아들이 두 돌을 맞이했을 무렵의 일이다. 우리 부부는 우리 아이가 다른 아이들과는 조금 다르다는 것을 알고 있었다. 서서 걸으려고 하면 균형을 잡지 못하고 넘어지거나, 앞이 아닌 뒤로 기어 다니기 시작했기 때문이다. 또 음식을 주어도 먹지 못하고 토하기 시작했다.

병원에 가서 검사를 받았더니 뇌에 종양이 있다는 것이었다. 겨우 2살인 어린아이의 뇌에 암이 있다는 생각을 하니 하늘이 무너지는 것만 같았다. 우리는 어떻게든 살리기 위해 의사 선생님에게 현대의료에서 가능한 모든 치료법을 들었다.

하지만 어느 치료법도 절대로 낫는다는 확신이 있는 것은 아니라는 결론이 나왔다. 먼저 방사선 치료로 크고 작은 두 개의 종양 중 큰 것을 우선 치료하기로 했다. 그 밖에도 암에 좋은 것이 없을까

하고 찾고 있던 중, 어머니가 수용성 키토산을 가지고 오셨다. 그것을 계기로 하루에 15~20알을 가루로 만들어 이유식이나 우유에 섞어서 마시게 했다.

그리고 1개월 후, 검사를 받아 보았더니 작은 쪽의 세포가 사라져 있었다. 그때는 놀라움과 더불어 말로 표현할 수 없는 감동이 밀려드는 순간이었다. 그 후부터는 항암제와 수용성 키토산을 병용했다.

2개월 후의 정기 검사 결과, 컸던 쪽의 암세포도 거의 사라져 있었다. 지금도 수용성 키토산을 구세주라고 생각하면서 매일 10~15알씩 먹이고 있다. 최근의 검사에서도 재발은 없는 것으로 나왔다.

내 옆에서 활기차게 놀고 있는 이 아이가 정말로 암이었는지 의구심이 들 정도로 건강하게 성장하고 있다. 우리 부부는 수용성 키토산이 우리 가족을 구한 구세주라고 생각한다.

폐선암이었던 아내가
살아 돌아왔다

타카다 케이이치로, 58세, 일본 후쿠시마 거주

평소에 건강해서 아프다는 말은 해 본 적 없는 아내가 2011년 3월, 갑자기 가슴이 아프다고 말하기 시작했다. 혹시나 하는 마음에 병원에 데리고 갔다.

즉시 X선과 객담 검사, 내시경을 사용하여 조직을 떼어내고 검사하였더니, 1주 후 폐선암이라는 결과가 나왔다. 그리고 설상가상으로 현 단계에서는 외과수술은 할 수 없으며, 길어봐야 앞으로 1년이라는 것이었다. 그 말을 들은 아내와 나는 정말 하늘이 무너지는 기분이었다.

하지만 울고만 있어서는 안 되겠다 싶어 우선 서점에 갔다. 암에 관한 책을 닥치는 대로 읽기 시작했다. 그런데 책마다 아내와 같은 폐선암에는 항암제가 효과가 없고 치유될 확률도 낮다는 말이 쓰여 있었다. 우리 부부는 절망에 빠졌다. 한마디로 죽으라는 말과도 같았다.

하지만 우리는 포기하지 않고 효과가 있다는 것은 뭐든지 다 해보기로 했다. 많은 책 중 수용성 키토산을 선택한 우리는 곧바로 하루에 50알씩 복용하기 시작했다.

그리고 3월에 방사선 치료 때문에 입원하여 재차 검사를 받았는데, 놀랍게도 겨드랑이 밑에 부었던 림프액이 가신 상태였다. 불과 몇 주만의 복용으로 효과가 나왔는지는 모르겠지만, 의사도 고개를 갸웃거렸다.

그 후 간장으로 전이한 것이 판명되었다. 그래도 우리는 포기하지 않고, 끈기 있게 치료와 수용성 키토산의 복용을 계속했다. 그랬더니 7월 말의 검사에서는 림프액이나 간장의 그림자가 완전히 사라졌다. 이후에도 아내는 순조롭게 회복했고 체중이 5kg이나 늘었다.

암이 사라진 것은 병원 치료 덕분인지, 수용성 키토산 덕분인지 사실 우리도 알 수는 없다. 하지만 투병 중, 그리고 지금도 아내의 건강을 지켜주는 것은 수용성 키토산임이 틀림없다.

방사선과 항암제의
부작용이 없었다

야노 신지, 34세, 일본 효고현 거주

2003년 11월에 하복부의 통증으로 입원하여 검사했는데, 오른쪽 신장에 꽤 큰 암이 있고 폐에도 그림자가 있다는 진단을 받았다. 의사한테서는 신장을 전부 떼어내고 전이를 방지하기 위해 항암제의 투여를 실시한다는 것, 폐암은 방사선 치료와 항암제를 병용한다는 것, 방사선 치료와 항암제의 부작용 등 치료 방법에 대하여 자세한 설명을 들었다.

입원하고 나서 1주일 후에 신장 적출 수술을 받았다. 수술은 성공이었다. 그 후 머지않아 항암제의 주입이 시작되었는데, 1회째에는 가슴과 허리에 통증이 심해 일어설 수도 없게 되었다. 그리고 1주일 후의 검사에서 폐의 그림자가 커져 있는 것을 알았다. 2~3일 지나자 머리카락도 빠지기 시작했다. 그때는 아직 결혼도 하기 전이라 정말 사형 선고를 받은 것과 같은 절망적인 기분이었다.

그때, 떨어져 살고 있던 어머니가 자신이 복용하던 수용성 키토산을 주셨다. 주치의에게 상담해보니 부작용을 줄일 수 있는 것이라면 복용해도 괜찮다고 해 하루에 3번, 6알씩을 병원 내복약과 함께 복용하기 시작했다.

그러자 3일째부터 가슴과 허리의 통증이 사라지고 원기가 회복되었다. 그 후 3회의 항암제 투여를 받았는데, 수용성 키토산의 덕분인지 처음과 같은 부작용은 전혀 없었다. 몸도 피곤하지 않았다.

주치의는 폐암은 커지지 않았지만, 그대로 방치해두면 위험할 수 있으니 좀 더 효과가 있는 항암제와 방사선 치료를 병용하는 편이 좋겠다고 했다. 조금 고민되긴 했지만, 수용성 키토산을 믿고 항암제와 방사선 치료를 병용하기로 했다.

그리고는 양쪽 치료의 부작용이 걱정되어 수용성 키토산의 양을, 18알에서 30알로 늘렸다. 그 후 2개월 동안 10회의 항암제 주입을 하고 방사선 조사는 30회에 달했지만, 백혈구 수치가 조금 떨어진 것 외에는 부작용이라고 할 만한 증상이 나타나지 않았다. 모두 수용성 키토산 덕분이라고 생각한다. 4월의 검사에서 폐의 그림자가 완전히 사라지면서 약 반년의 병원 생활에 종지부를 찍을 수 있었다.

최근의 검사에서도 신장, 폐에 이상이 없고, 적혈구, 백혈구의 수치도 정상적이었다. 주치의도 나를 보고 기적이라고 했다. 수용성 키토산만 있다면 암도 나에게는 더 이상 무서운 병이 아니다.

전립선암과 전이가
완전히 사라지다

사카구치 코지, 42세, 일본 오이타현 거주

요통이 심해 종합병원에서 검사를 받았더니 전립선 비대가 의심된다는 결과가 나와 비뇨기과에서 정밀 검사를 받게 되었다. 그 정밀 검사에서 전립선암이라는 진단을 받고 곧바로 입원해 여러 가지 검사를 받았다. 그 결과 등뼈까지 전이했음을 알게 되었다. 의사도 곧바로 항암제와 방사선 치료에 대한 설명을 해주었다.

2월에 항암제 주사를 맞고 호르몬제도 매일 복용했지만, 1개월이 지나도 종양 마커는 내려오지 않았고, 허리와 하복부의 통증까지 심해져 진통제를 복용하게 되었다. 의사는 등뼈의 종양을 수술로 잘라내는 것도 검토했지만, 종양의 수가 많아 어렵다는 결론을 내렸다고 했다.

3월이 되자 방사선 치료가 시작되었다. 5회의 조사를 받은 이후 점점 식욕이 없어졌고, 두통 때문에 밤에도 잘 수 없는 날들이 계속

되었다. 물론 체력도 점차 쇠약해져 갔다.

　그러던 어느 날, 아는 사람이 이걸로 암에 걸렸던 사람이 몇 명이나 살아났다며 수용성 키토산을 주었다. 그때부터 6알을 하루에 5번 복용하기 시작했다. 1주일에 3회 방사선을 조사하고 매일 호르몬제와 수용성 키토산을 병용하자 1개월 정도 지났을 때부터 통증이 가벼워졌다. 그리고 2월에 250이었던 종양 마커가 25까지 내려갔다.

　그 후에도 30회 이상 방사선의 조사를 받았는데, 부작용도 없고 통증도 없었고, 몸 전체가 가벼워진 듯한 느낌이 들었다. 수용성 키토산 덕택에 9월의 검사에서는 전립선암과 등뼈에 전이한 종양이 완전히 사라져 있었고, 종양 마커도 정상치 범위로 내려왔다.

　지금은 내 직장으로 돌아왔고 일상생활을 보내고 있다. 그렇지만 암은 재발할 가능성이 있는 병이기 때문에, 지금도 수용성 키토산을 빠뜨리지 않고 복용하고 있다.

재발한 뇌종양에서
벗어났다

나카야마 마사히로, 34세, 일본 도쿄 거주

어느 날 아내가 아이의 모습이 이상하다고 했다. 젖을 먹이려 해도 잘 안 먹고 건강도 의심이 되어 바로 병원으로 가서 검사를 받았다. 그 결과는 소아암, 그것도 뇌종양이라는 사실을 알았다.

태어난 지 얼마 되지 않은 아들이 뇌종양이라는 것을 알게 되었을 때, 아내는 그 자리에서 쓰러지고 말았다. 나도 머리를 얻어맞은 것 같은 충격을 받았다. 그때는 이미 뇌에 물이 고여 신경장애까지 나타난 상태였다. 다음 날 바로 입원을 하고 수술을 받았다.

수술 후에는 항암제를 사용한 치료에 들어갔는데, 부작용 때문인지 아이가 토하기 시작했다. 그래도 나는 항암제 효과라고 생각했다. 그런데 3개월 후 검진에서 뇌종양이 재발했음을 알게 되었다.

정말 지푸라기라도 잡는 심정으로 찾아다니다가 구한 것이 수용성 키토산이었다. 그 이후로 하루에 3~4번 3알씩, 가루로 만들어 우유에 섞여 먹였다. 거기에 방사선 치료도 받았다. 수용성 키토산을 복용하기 시작한 후 1개월 동안 방사선 치료도 4번 받았지만 부작용은 거의 나타나지 않았다. 그 후 항암제를 투여했는데도 부작용은 그다지 없었고 몸 상태도 좋아지고 식욕도 생겼다.

이후 검진에서는 뇌종양도 소강상태를 유지하고 있는 것으로 나타났다. 방사선 치료만으로도 좋은 상태를 유지할 수 있게 되면서 수용성 키토산을 하루에 10~15알씩 복용하도록 했다.

그리고 약 2년이 지나자 우리 아이의 뇌종양이 완전히 사라졌다. 수십 번의 방사선 치료를 받았지만, 수용성 키토산 덕분에 그 부작용은 없었다. 아들은 기적처럼 회복하여 보통 아이처럼 건강하게 크고 있다. 지금 아들은 수용성 키토산의 쓴맛이 마음에 들었는지 스스로 하루에 3알씩을 씹어서 복용하고 있다.

뼈에 전이한
종양이 좋아졌다

카와무라 레이코, 48세, 일본 오사카 거주

5년 전, 유방암 수술을 받고 재발 예방을 위해 방사선 치료를 받았다. 그 후, 1년간 호르몬제를 복용하고 식사 요법도 실시해 오다가 작년 3월, 양쪽 어깨에 통증이 와서 병원 검사를 받았더니 양쪽 어깨의 관절 부분에 검은 그림자가 발견되었다.

동시에 종양 마커는 CEA가 15.5, NCC-ST433이 1,000에 가까운 높은 수치를 기록했다. 담당 의사에 따르면 전이해도 상당한 수준이 아니라면 종양 마커는 올라가지 않는데, 이렇게 높은 수치는 상당히 진행되어 있거나 경우에 따라서는 다른 곳에 전이되었을 가능성이 있음을 의미하는 것이라고 했다.

2개월의 호르몬제 치료와 방사선 치료에서도 종양 마커의 수치는 개선되지 않았다. 어깨 관절과 목의 두 군데에서는 상당히 진행된 것 같았고, 무엇보다 어깨의 통증이 심해졌다. 외과 선생님은 완전히 치료하는 것은 힘들고, 수술하면 어깨의 통증은 줄일 수 있다며 수술을 권했지만 지난 경험도 있어 거부했다.

지금의 치료 방법으로는 나을 수 없을 것 같아 도서관에서 암에 관한 책을 읽기 시작했다. 그러다가 수용성 키토산에 대한 책을 읽으면서 관심을 가지게 되었다. 먼저 지금까지의 치료를 그만두고, 수용성 키토산을 일단 복용해보기로 했다.

수용성 키토산을 복용하고 나서 2주일이 지났더니 점점 어깨의 통증이 줄면서 잠자리가 편해졌다. 그래서 하루 복용량을 60알로 늘렸다. 3개월 후 내 컨디션은 너무나도 좋아졌다. 그리고 7월 X-ray로 조사해보니 목에 있던 그림자가 거의 사라졌고, MRI에서도 알 수 없을 정도로 종양 크기가 작아졌다. 그 후, 2개월 간격으로 X-ray로 조사하게 되었다. 담당 선생님은 약이 효과가 있다고 했지만 나는 그 호르몬제를 거의 복용하지 않았다.

그 후 종양 마커는 NCC-ST-433이 9.5(기준치 7.0 이하)였지만, CEA가 1.5(기준치 2.5 이하), CA-15-3이 22(기준치 27~40)로 정상 범위로 회복됐다. 지난 1년은 NCC-ST-433도 입원 시의 1,000에서 6~10으로 정상치에 가깝게 돌아왔다.

지금은 수용성 키토산만을 복용하고 있다. NCC-ST-433은 조금 높지만, 다른 마커는 정상 범위를 나타내고 있다. 목과 어깨에도 특별히 이상한 느낌은 없다. 뼈의 종양은 초기에 발견하기 어렵기 때문에, 현재 하루에 수용성 키토산 30알을 복용하면서 운동이나 식사를 조절하고 정기검사에서 뼈의 종양을 관찰하고 있다.

후두암이
완치되었다

타카사키 아키라, 72세, 일본 홋카이도 거주

나는 일을 그만둔 이후로 발명과 인생에 대하여 여러 곳에서 강연을 해왔는데, 3년 전 갑자기 목에 이상을 느꼈다. 무엇을 마실 때에도 목이 아프고 소리 내는 것도 힘들어졌다. 처음에는 말을 너무 많이 한 탓이라고 생각해 목캔디나 목에 좋은 약을 사용해 고치려 했다. 하지만 좀처럼 호전되지 않고 반대로 목이 부어 소리마저 나지 않게 되었다.

입을 열고 거울로 들여다보았더니, 목의 깊숙한 곳에 육안으로도 보일 정도의 응어리가 있었다. 너무 놀라 병원에 갔더니 후두암이라는 진단을 받고 큰 병원으로 옮겼다.

뭔가 착각이었으면 하는 마음으로 큰 병원에서 다시 검사를 받았지만, 목덜미의 림프액에도 전이되어 수술조차 할 수 없는 상태라고 했다. 곧바로 입원해 방사선 치료를 시작했는데 총 60회 이상의 방사선 치료가 예정되어 있었다. 하지만 10회를 실시해도 종양은 작아지지 않았고, 기대한 효과는 전혀 없었다.

그러다가 아내의 친구가 수용성 키토산을 소개해 주었다. 새로운 것에 대해 흥미가 있는 나는 저항감 없이 이 수용성 키토산을 치료에 도입했다. 하루에 18알부터 시작했고, 방사선을 받는 전날에는 30알을 복용했다.
수용성 키토산을 복용하면서 점점 낙관적인 상태가 되고, 잘 먹고 잘 자고, 매일 산책도 하고, 외출해 쇼핑도 하는 등 입원 생활을 즐겁게 보냈다. 그 결과 의사 선생님이 예상했던 방사선의 부작용은 일체 나타나지 않았다. 그리고 수용성 키토산을 끈기 있게 복용한 덕분에 방사선으로도 변하지 않았던 암이 서서히 작아지기 시작했다.

수용성 키토산을 복용한 지 2개월 후, 목의 종양이 안 보이게 되면서 방사선 치료는 36회에서 끝났다. 림프액의 종양도 작아져 결국 수술 없이 항암제로만 고치기로 했다. 그리고 수용성 키토산 덕분에 항암제의 부작용도 없이 1개월 후에 무사히 퇴원했다.

나는 자신 있게 수용성 키토산은 정말로 훌륭한 물질이라고 말할 수 있다. 그토록 방사선 치료를 받았는데 부작용이 없다는 것도 참으로 신기한 일이다. 병실에 같은 병을 가진 환자도 있었는데, 방사선 치료 단 몇 번 만에 목에 화상을 입어서 치료를 중단하는 경우도 자주 있었다. 결국 세상을 떠난 분도 있다.

나는 지금도 강연을 계속하고 있다. 이전과 다른 점이 있다면 강연 내용 속에 수용성 키토산에 대한 내용이 추가되었다는 점이다. 나는 암을 극복할 수 있었던 것은 수용성 키토산에, 낙관적 사고방식, 현대의 의료 기술이 더해졌기 때문이라고 생각한다. 지금도 정기 검사를 받고 있지만 검사 결과에 이상은 없다. 나는 이미 완치되었다고 믿고 있다.

암 전이에서
암을 억제하다

유바라 코지, 58세, 일본 도쿄 거주

　등과 허리의 격심한 통증 때문에 나는 태어나 처음으로 구급차로 병원에 실려 갔다. 생각해보면 반 년 정도 전부터 허리에 통증은 있었다. 그럴 때면 지압 정도로 아픔을 없애고 일터로 나갔다. 이따금 무거운 짐을 옮기면 등이 아프기도 해서 어쩔 수 없는 직업병 정도로만 생각하고 있었다.

　별거 아닐 것 같았던 요통은 검사 결과 전립선암으로 판명되었다. 이미 골반이나 등뼈에도 전이하고 있는 상태였다. 이 때문에 신경이 압박을 받아 하반신이 저리고 심한 통증을 느꼈던 것이다.
　우선 등뼈 세 군데에 있는 암 중의 한가운데 부분을 수술했다. 수술은 종양 주위의 뼈를 깎아서 세포를 꺼낸 다음, 신경의 압박을 없애는 방법이었다. 때문에 수술 이후 어느 정도 통증과 저린 느낌은 줄어들었다.

그러나 주치의에 따르면 암이 남아있어 통증이 또 발생할 수 있고, 결국 걷는 것이 힘들어질 것이라고 했다. 그래서 휠체어까지 사기로 생각하던 때, 문병을 왔던 친구가 수용성 키토산에 대한 책과 제품을 주고 갔다. 친구 말로는 암에 효과적이라고 해서 시험적으로 하루에 30~40알씩 먹어보기로 했다.

그 결과는 놀랄 만한 것이었다.
8,000 이상이었던 종양 마커가 7,000, 6,000, 5,000으로 검사 때마다 내려갔고, 10개월의 입원 생활을 끝내고 퇴원할 때에는 거의 정상치에 가까워져 있었다. 오로지 걷고 싶다는 마음으로 다녔던 재활훈련의 성과도 있었던 것으로 생각된다.

지금은 휠체어에 신세를 지는 일도 없고 코르셋(corset, 척추와 골반을 고정하여 부담을 주지 않도록 하는 기구)은 장착하고 있지만 자력으로 걸을 수 있다. 그리고 일에도 복귀했다. 무엇보다 수용성 키토산과의 만남에 감사할 따름이다.

지금까지 3년이 지나도 항암제, 방사선의 치료를 하지 않고 수용성 키토산을 비롯하여 상어 연골이나 프로폴리스의 건강식품만을 사용하여 암의 성장을 억제하고 있다.

자택 요양으로
암을 극복했다

니모토 켄지, 44세, 일본 도쿄 거주

나는 매우 건강한 체질로 잔병치레 한 번 한 적이 없다. 그러던 2009년 1월, 회사 정기검진에서 폐에 작은 종양이 발견되었다. 그러나 아직 젊은 데다 자각 증상도 전혀 없었기 때문에 암이라는 진단이 나왔어도 처음에는 실감이 나지 않았다. 오히려 충격을 받은 것은 부인과 아들이었다.

그때까지 암에 대한 지식이 전혀 없었던 나는 의사가 시키는 대로 화학 치료를 받기로 했다. 항암제를 복용하고 심한 부작용과 싸우는 과정을 3번 반복했다. 부작용으로 늘 기분이 나쁘고 권태감도 심했다. 하지만 가족의 응원 덕분에 이를 악물고 참았다.

암 진단 후 3개월이 지났을 때 의사로부터 간장으로 암이 전이됐다는 말을 들었다. 폐에 위치한 1cm 정도의 작은 암을 제거하기 위해 힘든 치료도 참아왔는데, 간장에 전이된 데다가 폐의 병소도 점점 커지고 있다는 것이었다.

나는 너무 큰 충격을 받고 의사에게만 모두 맡길 수 없다는 생각에 암에 관련된 책을 읽기 시작했다. 그리고 수많은 책을 접하면서 수용성 키토산이 암에 효과적이라는 사실을 알게 되었다.

일단 복용해 보자는 생각해 하루 30알씩 꾸준히 복용했다. 그리고 효과는 3일째부터 나오기 시작했다. 아침에 일어나면 왠지 모를 활력이 생겼다. 화학요법의 부작용으로 인해 감퇴했던 식욕도 급격히 되살아났다. 수용성 키토산의 효과가 틀림없다고 확신하고 의사에게 퇴원을 요구했지만, 의사는 지금부터 통증이 심해지니 병원에 있는 것이 좋을 거라며 허락하지 않았다. 그러나 나는 화학치료보다 수용성 키토산의 효과를 더욱 확신하고 있었기 때문에 애원하듯 매달려 퇴원 허락을 받아냈다.

퇴원 후 집에서 수용성 키토산을 1회 5알씩, 하루 5~6회 복용했다. 복용 2개월째 접어들 무렵 입원 중 5kg 정도 줄었던 체중이 조금씩 증가하기 시작했고, 몸 상태도 날이 갈수록 좋아졌다. 암 진단을 받은 지 3개월 뒤에 실시한 검사에서 폐에 나타났던 종양 3개 중 하나가 사라졌다. 또 간장으로 전이된 암도 더 이상 증식하지 않고 크기도 그대로였다.

나는 반드시 완치될 것이라는 확신을 갖고 수용성 키토산을 매일 25~30알씩 반년 이상 복용했다. 그리고 다음 검사에서 폐와 간장에 있던 암이 드디어 사라졌다는 결과가 나왔다. 의사도 정말 특별한 경우라며 감탄했다.

직장으로 복귀한 나는 전보다 더 건강해진 상태를 유지하기 위해 흡연이나 과음 같은 나쁜 생활습관을 버리고 수용성 키토산을 꾸준히 복용하고 있다.

유방암이었지만
무사히 아이를 낳다

마스다 사유리, 39세, 일본 가나가와 거주

왼쪽 유방에 덩어리가 만져져 작년 2월에 병원에 갔더니 유방암이라는 진단이 나왔다. 수술로 왼쪽 유방을 절제할 것을 권유받고 매우 심란했다. 여러 가지 책을 통해 유방암은 수술로 절제하는 것이 가장 효과가 있고 90% 이상의 높은 치유율을 가진 병이라는 것을 알았지만, 아무래도 한쪽 유방이 없어지는 것이 싫어 수술을 거부했다. 건강식품에 대해서도 조사했지만 너무 많아 어떤 것이 좋은지 갈피를 잡을 수도 없었다.

그러던 어느 날 친구로부터 수용성 키토산을 소개받았다. 나는 키토산에 대한 기초 연구와 임상 결과를 읽고 나서 복용하기 시작했다. 아무리 건강식품이라도 부작용이 있을 것이라고 걱정했지만 하루에 6알부터 시작한 탓인지 특별한 증상은 없었다. 그런데 하루에 20알로 늘리고부터 눈이 충혈되고 얼굴이 붉어지고, 가려움이 그

치지 않았다. 소개한 친구는 호전반응이라고 나를 안심시켰고 나는 반신반의하며 계속 복용했다. 그리고 3일 정도 이후에 이러한 증상이 사라졌다.

그리고 1개월 동안 복용하고 나서 병원에서 검진을 받아보니 암 크기는 3.5cm×2.6cm에서 커지지도 않았지만 작아지지도 않았다. 전이도 보이지 않았다고 했다. 나는 통증도 없고 부작용도 없었기 때문에 이 상태로만 유지할 수 있으면 좋겠다고 생각했다.

그런데 친구가 하루에 30알로 늘려보라고 권유해서 한번에 8알, 하루에 4번 복용하기 시작했다. 그리고 1개월 이후 다시 검진을 받았더니 암이 반 정도로 작아졌다는 말을 들었다. 그리고 그때 임신 사실을 알게 됐다. 주치의는 지금이 적절한 시기이니 이참에 수술로 암을 떼어내자고 했다. 아이를 위해서라도 수술을 받고 항암제 대신 수용성 키토산을 계속 복용하기로 했다.

수술 후 나는 2주일 만에 퇴원했다. 지금도 한 달에 한 번씩 검진을 받고 있지만 1년이 지난 지금도 상처 자국이 작고 전이도 재발도 없으며, 순조롭게 출산한 아기도 건강하게 자라고 있다. 물론 나는 지금도 수용성 키토산을 계속 복용하고 있다.

기관지에 생겼던 암이
사라졌다

닛타 사토코, 42세, 일본 가나가와 거주

30세 중반 이후에 낳은 아이가 아직 3살이었을 때였다. 아이를 모유로 길렀기 때문에 유방이 없어지는 것은 매우 슬픈 일이었다. 하지만 작년 2월 초에 나는 암 때문에 오른쪽 유방을 절제했다. 또 전이가 있어 림프절도 일부 절제했다. 그래서 암세포는 완전히 없앨 수 있을 거라고 생각하고 있었다.

그러나 놀랍게도 불과 3개월 후에는 기관지에 전이되었다. 그리고 더 이상 수술이 불가능한 상태라는 말을 들었다. 기침이 심하고 혈담 등도 나와 호흡곤란을 일으킬 정도로 악화되어 매우 절망적이었다. 그렇지만 아직 어린아이를 생각하니 비관적으로만 지낼 수는 없는 노릇이었다. 필사적인 심정으로 남편에게 암에 좋은 것은 무엇이든 찾아달라고 부탁했다.

그러다가 남편이 책, 잡지 등에서 얻은 정보를 바탕으로 가장 좋다고 확신하는 건강식품을 가져왔다. 그것이 바로 수용성 키토산이었다. 나는 이제 이것밖에 없다는 심정으로 하루에 5~6번, 6알씩 복용하기 시작했다. 그랬더니 놀랍게도 다음 날부터 바로 기침이 멈췄다. 같은 방에 있던 환자도 너무나도 빨리 나타난 효능에 놀란 모습이었다.

그리고 3개월 후 기적이 일어났다. 그때 이미 기침과 혈담이 멈추었던 것이다. 컨디션도 좋았고 식욕도 생겨 자택요양을 하고 있었는데, 얼마 후 정기검사를 받은 결과 기관지에 생겼던 암세포가 거의 사라져 있었다. 나는 물론이고 의사도 믿을 수 없다는 얼굴이었다. 세포가 있을까 말까 할 정도까지 암은 작아져 있었다.

이제 끝이라고 생각했던 것이 불과 4개월 전의 일이다. 마치 나쁜 꿈이라도 꾼 듯한 기분이었다. 올해 들어 더욱더 몸 상태가 좋아졌다. 지난 1년 동안은 감기는 커녕 피로감도 느끼지 않았다. 건강한 몸으로 우리 아이가 커가는 모습을 지켜볼 수 있다고 생각하니 저절로 눈물이 넘쳐흘렀다. 수용성 키토산을 찾아준 남편에게도 고마운 마음뿐이다.

수술·화학요법 없이도
종양이 작아졌다

오노 와헤이, 64세, 일본 시즈오카 거주

작년 11월 무렵의 일이다. 나는 평소 건강하기로 유명했는데, 갑자기 쉽게 지치고 좋아하던 술맛까지 이상해져서 근처 단골 의사에게 진찰을 받았다.

그 결과 위, 간장, 림프액에 암이 있음을 알았다. 사실 그렇게까지 전이되어 있다는 사실에 나는 너무나 놀랐다. 의사는 수술을 해보자고 했지만, 나이도 있고 해서 수술은 하지 않기로 했다. 또 병원에서의 화학요법도 거부했다.

걱정한 딸이 수용성 키토산을 들고 온 것은 암이라는 것을 안 직후의 일이다. 딸은 친구에게 들었다면서 나에게 수용성 키토산을 주었다. 특별히 통증 등의 자각 증상은 별로 없었지만, 방치하면 낫는 것도 낫지 않게 될까 봐 일단 복용해 보기로 했다. 그러고 나서 하루에 6알씩을 4~5번으로 나누어 복용하기 시작했다. 그러자 병문

안 오던 딸이 이전보다 안색이 아주 좋아졌다고 했다. 사실 나 스스로도 식욕도 생기고 컨디션도 좋아 내심 수용성 키토산의 효과를 느끼고 있었다.

암을 알고 나서 약 3개월이 지났다. 수용성 키토산은 변함없이 하루에 30알 정도 계속 복용하고 있다. 검사하러 갔더니 5cm 정도였던 위의 종양 그림자가 거의 반 정도로 작아졌고, 간장과 림프절의 암도 소강상태로 그 이후 진행은 없었던 것으로 나타났다. 약은 복용하지 않았기 때문에 이것은 100% 수용성 키토산 덕분이라고 생각한다.

그 후, 하루에 30알의 수용성 키토산과 종양에 좋다는 프로폴리스도 복용하기 시작했다. 그러자 1년도 지나지 않아 간장과 림프액의 암이 사라졌고, 위에 남은 것도 0.5mm로 작아졌다는 결과를 받았다. 이제 모든 암세포와 작별하는 날도 머지않아 보인다. 지금은 수술도 항암제도 쓰지 않은 것을 다행으로 생각하고 있다. 그리고 암은 분명 나을 것이라고, 나는 굳게 믿고 있다.

시한부 3개월에서
지금은 건강하게 회복했다

시마자키 아키라, 51세, 일본 오사카 거주

내 남동생은 아직 48세인데 작년 5월, 갑자기 황달로 쓰러졌다. 병원에서 검사했더니 간장암이라는 판정을 받았다. 7월에 수술을 했지만 직장으로 전이해 2개월 후 다시 수술을 하고 인공항문을 달았다. 그러나 좀처럼 익숙해지지 않고 혈변도 그치지 않았으며, 식사도 제대로 할 수 없는 상태였다. 그때 주치의는 나에게 동생이 앞으로 길어야 3개월이라고 했다.

남은 시간이 3개월이라는 무게는 가족 전원에게 뼈저리게 느껴졌다. 무언가 방법이 없을까 하고 여러 의사 선생님에게 이야기를 듣고 조사했다. 그러나 하루하루 시간은 지나갔고, 주치의가 말한 대로 병상은 더욱 악화되었고, 폐에도 그림자가 있음을 알았다.

그 무렵, 내 고등학교 친구로부터 수용성 키토산을 추천받았다. 지푸라기라도 잡는 심정으로 수용성 키토산을 물에 풀어서 주스에 혼합하여 남동생에게 먹였다. 하루에 약 30알의 페이스로 2주 정도 계속했다. 그랬더니 기침이 멈추어 죽을 먹을 수 있게 되었다. 그때 나는 수용성 키토산의 효과를 믿고 진지하게 치료에 임하기 시작했다.

　복용한 지 3개월 만에 남동생은 기적적으로 회복해 퇴원했다. 식사도 충분히 할 수 있게 되었고, 변통에도 문제가 없어 체중도 늘어났다. 종양 마커가 정상치에 가까워지고 폐암도 사라졌다.

　1년 이상, 수용성 키토산을 하루에 30알씩 복용하는 탓인지 지금은 3개월이라고 선고받았던 것이 거짓말이었던 것처럼 매우 건강하며 일에도 복귀했다.

수술 없이
폐암이 회복되다

아오키 아야코, 52세, 일본 치바현 거주

2008년 10월 인근 병원에서 건강검진을 받았는데 국립암센터 히가시병원을 소개해 주어 그곳에서 한 달간 정밀검사를 받았다. 그리고 검사 결과 내가 폐암에 걸렸다는 사실을 알게 되었다. 당시에는 그렇게 특별한 증상이 없었으나 날이 갈수록 두려움과 걱정이 더해 갔고 혼자 있으면 죽음에 대한 공포와 절망이 나를 찾아왔다.

나는 건강을 위하여 신문 배달을 시작했다. 그러던 어느 날 문득 아직 아이들도 잘 키워 독립시켜야 하고 더 오래 살아야 한다는 생각이 들었고 이렇게 그냥 있을 수만은 없다는 생각이 들었다. 생명이 있는 한 암과 싸워보자는 생각을 했다. 괴로움과 절망을 내 마음속에서 몰아내고 꿈과 희망을 잃지 않는 긍정적인 마음은 나를 매우 편안하게 만들었다.

2008년 1월 입원하여 그달 13일에 수술을 받기로 결정했다. 그러나 암은 작지만, 폐 전체로 퍼져 있어 떼어내기가 힘든 상태로 수술을 하던 도중 수술을 중단하게 되었다. 지금 생각해 보면 수술을 하지 않은 것이 오히려 잘된 일이었다는 생각이 든다. 그 후 3개월간 괴로운 항암제 치료가 시작되었고, 구토증, 권태증이 찾아오고 식욕도 감퇴되었다. 머리카락도 빠지기 시작하여 간호사가 내 머리를 전부 밀어버리기도 했다. 지금도 항암치료는 절대 할 것이 못 된다고 생각한다.

나는 키토산을 입원하기 직전부터 복용하고 있었는데 그 덕분인지 항암치료를 시작한 후 구토증은 있었지만 한 번도 토하는 일은 없었다. 또 백혈구, 적혈구, 혈소판도 다른 환자들처럼 떨어지지 않았다.

나는 퇴원 후 2달 만에 손발의 저림도 완전히 없어졌다. 참으로 괴로운 일이었지만 생명력이 강한 사람이 병을 이기는 것이라는 생각을 하게 된다. 어떠한 방식으로 살던 인생은 한 번 밖에 없는 것이기 때문에 후회 없는 인생을 보내려고 하고 있다. 물론 병은 힘들었지만 병은 나를 크게 바꾸었다. 너무나 고맙고 모든 것이 하나의 성장 과정이라고 생각한다.

폐기능이
회복되었다

마쓰나가 료, 55세, 일본 도쿄 거주

일단 나는 환자가 아니라 의사이다. 2009년 8월 학회에서 돌아오는 신칸센에서 우연히 옆에 앉게 된 키토산 회사 사람의 소개로 처음으로 키토산에 대해 알게 되었다. 내가 의사라고 하자 그러면 이것을 환자에게 한 번 사용해보라면서 이런저런 설명을 들었다. 하지만 크게 관심을 갖지 못했는데 키토산 제품과 함께 『게의 혁명』이라는 책을 주었다. 그 책의 저자인 가네코 케사오씨는 내 아내와 함께 같은 병원에서 근무한 적이 있었고, 나 또한 안면이 있는 사람이어서 건강식품이라면 한 번 사용해 보는 것도 괜찮다는 생각이 들기 시작했다.

그래서 78세가 되시는 아버님께 키토산을 한 상자 보내드렸다. 아버님은 30년 전 폐 절개 수술을 받아 폐기능이 약해짐과 동시에 고령으로 인한 극도의 낮은 폐기능으로 평소에도 산소흡입을 하지 않으면 안 될 정도였다. 그런 아버님께 아침, 점심, 저녁에 몇 알씩 드시도록 했는데 그야말로 믿기 어려운 일이 일어났다.

　키토산을 처음 드시기 시작한 지 10일도 되지 않았을 무렵 특별히 산소흡입을 하지 않아도 괜찮아진 것이다. 이 소식을 들은 나는 정말 놀라지 않을 수가 없었다. 아버님은 현재까지도 호흡 곤란 없이 건강하시며 약이나 주사도 필요없는 상태이다. 의약품이 아닌 건강식품인 키토산이 이렇게 빨리 생체에 반응하여 폐 기능의 개선을 했다는 것은 의학적으로도 이해할 수 없는 일이다. 그러나 이 사실을 토대로 보면 키토산에 무언가 훌륭한 효능이 있는 것은 분명하다.

신장암에서 위, 폐, 늑골까지 전이된 말기 암에서 살아나다

야스다 켄지, 81세, 일본 에히메현 거주

나는 말기 암의 전형적인 케이스였다. 처음에는 신장암이었지만 곧바로 위로 전이되었고, 폐와 늑골, 척추에까지 암세포가 퍼졌다. 이 정도로 여러 내장으로 암세포가 퍼지면 젊은 사람이라면 통증이 심해지고 진행도 빨라진다는 것이 일반적이라고 하지만, 나처럼 고령인 경우에는 통증에 대한 감각이 무뎌진 것이 그나마 다행이었다. 어쨌든 나이가 나이인 만큼 남은 시간이 수개월 정도라는 사형 선고를 받고 마지막으로 키토산에 희망을 걸어 보았다.

아침, 점심, 저녁으로 키토산을 복용하기 시작하면서 내 몸에 놀라운 효과가 일어났다. 약 1주일 후 미주신경을 자극해서 공복 상태의 중추를 흥분시킴으로써 식욕이 조금 돌아왔고, 약 2주 후에는 전신의 권태감이 없어지기 시작했다. 약 한 달이 지나자 말초혈관을 확장해서 안색이 좋아졌고 약 4개월 후에는 혈담, 혈뇨의 증상까지 사라졌다. 그리고 약 6개월 후 퇴원했다.

　최종 임상검사에서는 원래의 암 발생지인 신장에 생긴 암의 모습이 소멸된 것으로 나타났다. 아마도 키토산의 면역력 활성화 작용, 항종양성 효과 등이 내 몸속의 암을 없애준 것이라고 생각한다.

3개월 만에
신장암 덩어리가 사라졌다

이와사키 메구미, 62세, 일본 시즈오카현 거주

2001년 9월 허리와 아랫배의 통증이 심하여 가까운 병원을 찾았다. X선 등의 검사에서 신장에 동전 크기의 암이 있다는 진단이 받았다. 좀 더 확실하게 조사하기 위해 종합병원에서 CT 등 촬영을 했지만 결과는 마찬가지였다. 1.5cm 정도의 크기로 신장암이 확실했다. 나는 갑상선을 비롯해 심근경색, 간염, 담석, 고혈압 등 많은 질병을 가지고 있었다. 이 정도 병만으로도 큰일인데 여기에 신장암이라니 정말 하늘이 무너지는 것만 같았다.

당연히 내 몸 상태가 이렇다 보니 한약이나 민간요법 등 병에 좋고 효과가 있다는 방법은 모두 해보았고 병원도 여러 곳을 다니고 있었다. 다른 질병의 문제도 있고 해서 신장에 관해서는 치료를 일단 미루고 보름에 한 번 X선 촬영하며 상태를 지켜보기로 했다. 하지만 전혀 치료하지 않는다는 것은 참으로 나를 불안하게 만들었다. 그때 마침 수용성 키토산에 관한 이야기를 들었던 기억이 났다. 그래서 한번 믿고 집중적으로 복용하기로 마음을 먹고 바로 실행에 옮겼다.

그러자 처음에는 확실하게 보였던 신장의 암 덩어리가 조금씩 희미해져 갔다. 그리고 수용성 키토산을 하루에 30알씩 복용하기 시작하고 3개월이 지나자 암의 형체가 완전히 사라졌다. 내가 다른 것을 섭취하지 않았기 때문에 신장에서 암이 사라진 것은 전적으로 키토산 덕분이었다. 뿐만 아니라 신장의 수치가 내려가는 효과도 있었다. 이 상태로 계속되면 나의 지병도 모두 나을지도 모른다는 생각이 들었다.

심장의 상태가 좋지 않은 것도 완전히 건강해졌다고는 말할 수 없지만 예전에 비해 몸이 꽤 가벼워지고 좋아졌다는 것은 확실히 느낄 수 있었다. 나는 숙박업을 하고 있는데 예전처럼 일을 해도 이제는 전혀 피로감이 느껴지지 않는다. 나와 같은 병으로 고생하고 있는 사람들에게도 내 이야기를 통해 희망을 가질 수 있었으면 좋겠다.

자궁암과
난소 종양이 없어지다

후지이 유우코, 29세, 일본 도쿄 거주

2010년 10월 복부 통증으로 병원에서 진찰을 받았더니 맹장에 의심이 간다고 해서 치료를 받았다. 그러나 경과가 좋지 않아 산부인과에서 다시 진찰을 받았는데 자궁과 난소가 부어있는 것을 발견했다. CT 촬영 결과에서 5cm의 종양이 발견되었지만, 적합한 치료법을 고민하다가 조금 더 상황을 지켜보기로 하였다.

그러던 중 어머니의 권유로 키토산을 아침, 점심, 저녁으로 5알씩 먹기 시작했다. 그런데 한 달 후인 2011년 5월의 검사결과에서 종양이 축소된 것으로 나타났다. 그 후 3개월에 한 번씩 검사를 받을 때마다 좋은 결과가 나왔다. 같은 해 8월의 검사에서는 종양이 아예 사라져 담당의사도 놀라워할 정도였다. 이 모든 것이 키토산을 복용한 지 딱 5개월 안에 일어난 일이다.

유방암에서 절제수술없이 살아났다

야마시타 미호, 30세, 일본 가고시마현 거주

내가 유방암을 진단받은 것은 셋째 아이를 임신했을 때의 일이다. 내 담당의사와 산부인과 의사는 지금 응어리가 작을 때 수술을 하는 것이 좋으니 출산과 유방을 포기하고 일단은 수술로 연명하는 쪽을 선택하는 것이 좋겠다고 했다. 무엇을 포기할지 선택하는 것은 너무나도 힘든 일이었다. 하지만 가족들과의 회의 끝에 아이를 포기하고 수술은 하지 않기로 했다. 의사도 내 선택을 존중해주기로 하고 유방을 살리는 쪽으로 가닥을 잡았다. 그리고 키토산을 복용해보는 것이 어떻겠냐고 했다. 키토산에 대해서는 정보가 없었지만 의사가 추천해주는 것이니 일단 믿고 꾸준히 복용하기 시작했다.

그리고 그 결과 3년이 지난 지금 나는 아무런 이상 없이 건강하게 살고 있다. 유방절제 수술을 하지 않았음에도 지금까지 전이도 없고 통증도 없는 평안한 나날을 보내고 있다. 물론 의사도, 나도 이렇게 호전된 것은 모두 키토산 덕분이라고 생각한다.

대장암, 그리고
암 전이에서도 살아나다

오타케 타츠오, 46세, 일본 도쿄 거주

2007년 2월 병원에서 장 검사를 하고 그 결과 대장암이라는 사실을 알게 되었다. 그 해 5월 바로 수술을 받았지만, 허리와 척추로 전이되었고, 이후 다른 곳으로도 전이되었다. 하지만 의사는 수술하기 힘들다는 말만 했다. 암이 전이된 곳은 항문에서 8cm 정도 윗부분이었기 때문에 수술하면 출혈이 심해 생명에 지장이 있을 수 있다고 하는 것이었다.

의사는 나에게 1년을 넘기기 힘들다고 했다. 앞으로 살날이 딱 1년이라니 참으로 앞이 깜깜했다. 그런데 한 달 정도가 지나자 폐에도 이상한 느낌이 들기 시작했다. 암이 폐로까지 전이된 것이다.
이때 내가 암이라는 것을 안 친구가 수용성 키토산에 대해 알려주었다. 그때부터 무작정 하루에 30알 정도씩 먹었는데 두 달 정도가 지나 퇴원을 할 수 있게 되었다. 그 후 재검사를 받으니 전이되었던 허리, 척추, 오른쪽 겨드랑이에 있던 종양이 없어졌다고 했다. 100% 완치라고는 할 수 없지만 일단은 없어졌다고 했다. 의사는 미열이 나고 기침과 가래가 나고 몸이 약해져서 종양이 뇌로 올라갈 수 있다고 했다. 그래서 의사에게는 아무 말도 없이 항암제를 완전히 끊고 퇴원 후부터 수용성 키토산 하나로 버텼다.

하지만 의사의 말과는 달리 아주 건강해졌고 지금은 하고 싶은 일도 하고 있다. 다시 일상생활로 돌아왔지만 아무래도 무리하면 안 되겠다 싶어 수용성 키토산을 먹으며 조금은 여유롭게 생활하고 있다.

자궁암 수술 후
병상을 털고 일어나다

고토 히로코, 63세, 일본 도쿄 거주

나는 2008년 자궁암 진단을 받고 곧바로 전이한 양쪽 난소와 림프절과 함께 자궁적출 수술을 받았다. 수술 후 경과는 몸이 너무 쇠약해져 침대에서 일어날 수조차 없을 정도였다. 주치의도 수술 후 몹시 비관적이었는데 이때 아는 의사로부터 키토산을 추천받고 복용하기 시작했다.

키토산을 섭취하면서 안색이 서서히 좋아지고 사지의 냉함이 없어지면서 몸이 따뜻해지기 시작했다. 체중까지 증가하면서 가족은 물론이고 비관적이었던 주치의도 놀랐다. 하지만 그 후로도 6개월 정도는 침대를 떠나지는 못했다.

그러다가 6개월 반 정도가 지났을 무렵 갑자기 일어나 걸을 수 있게 되었다. 물론 힘들었지만, 그때부터 보행훈련도 열심히 했다. 다음해 진행한 재검사에서는 아무런 이상이 없었고 혈액생화학과 말초혈, 종양도 정상치라는 결과를 얻었다. 수용성 키토산을 꾸준히 먹고 열심히 운동하고 긍정적인 마음을 가졌던 것이 내 생명을 건진 은인이 되었던 것 같다.

위암 수술 후 회복을
쉽게 해주었다

마쓰모토 히로시, 59세, 일본 도쿄 거주

나는 의사인데 나뿐만 아니라 다른 의사들도 기본적으로 주사와 약을 좋아하지 않는다. 의사들은 특히 항암제 같은 화학적 물질이 얼마만큼 부작용이 강한지를 알고 있기 때문에 두려워서 많이 사용하려 하지 않는다.

내가 도쿄 병원에서 일할 때 담당 환자였던 마쓰모토 히로시 씨도 위암 수술을 한 후에 항암제를 잠시 사용하지 않았다. 그래서 나는 키토산을 권했고 마쓰모토 씨도 마음이 약해져서 있었던 것인지 순순히 복용하기 시작했다. 물론 이후에는 항암제도 같이 병용했다.

다만, 항암제 특유의 부작용인 탈모 현상을 피할 수 있게 되었고, 체력 회복이 빨라졌던 것 등 키토산의 효능을 확실히 확인할 수 있었다. 암은 수술해서 잘라냈다고 해도 다른 부위로 전이되는 경우가 많다. 때문에 이러한 전이 예방을 위해서도 키토산을 계속 복용할 것을 권유하고 있고 마쓰모토씨도 스스로가 그 효능을 느낀 만큼 꾸준히 먹고 있다.

암을
치료하는
일본인들의
**자연
치유법**

제5장

어떠한 키토산을 어떻게 먹어야 할까?

우리는 왜
키토산을 먹어야 하는가?

1. 의학의 진보에도 현대병은 계속 증가하고 있다

　지금까지 수많은 병을 극복해 온 의학은 지금도 눈부신 발전을 기록하고 있고, 그 영역은 이미 유전자 수준을 넘어서고 있다. 그 덕분에 우리들은 예전에 비해 병으로 목숨을 잃는 확률은 크게 줄었다.
　특히 전 세계적으로도 톱 수준이라고 할 수 있는 일본 의료현장에는 하이테크를 구사한 최신 치료기기가 줄지어 있고 획기적인 신약도 사용되고 있다. 지금까지 기술적인 문제로 놓쳤던 작은 병의 징조까지 잡아내면서 '불치병'이라고 불리던 난치병도 지금은 '나을 수 있는 병'이 되었다.

　일본은 고도경제성장을 지나오면서 식량 사정이 급격히 좋아졌고 위생적으로도 개선되면서 눈부신 의학의 진보를 이룩했다. 그리고 그 결과 일본은 세계 최장수국이 되었다. 그러나 일본 국민의 평균 수명이 늘었다고 해서 병에 걸리는 사람이 감소한 것은 아니다. 그 좋은 예가 바로 암이라고 할 수 있다. 지금은 암이라고 해도 조기에 발견만 한다면 치료가 가능한 경우가 많지만 지금도 암 환자 수가 계속 증가하고 있는 것이 사실이다.

　한국과 마찬가지로 일본도 암에 따른 사망자 수는 계속 증가하고 있으며 1981년 뇌졸중을 제친 이후 줄곧 사망원인 1위를 차지하고 있다. 그리고 그 수도 매년 1만 명이라는 무서운 속도로 증가하고 있다.
　게다가 연령별로 암 사망률을 보면 50세 이상이 압도적으로 많아 암 발병이 연령과 깊은 관계가 있다는 것을 알 수 있다. 한마디로 일본의 암 환자 수 증가는 의학의 진보에 따라 국민 수명이 증가한 결과라고도 할 수 있다. 앞으로 사회 고령화가 더욱 진행된다면 암에 걸리는 사람의 비율도 한층 증가할 것이다.

　암뿐만이 아니다. 식생활의 서양화와 첨가물을 다량으로 사용한 가공식품의 보급, 고도정보사회와 자동차 사회가 초래하는 과잉 스트레스와 운동부족, 그리고 다이옥신을 비롯한 대기와 수질, 토양의 오염 등, 현대의 우리 주변에는 건강을 해치는 요소가 흘러넘치고 있다. 이러한 환경 속에서 살고 있는 우리 몸은 알게 모르게 침식당하고 있으며 결국 생체활동에도 지장을 주게 된다.
　실제로 심장병과 뇌졸중, 혹은 당뇨병 등 소위 생활습관병이라고 하는 현대병의 대부분은 이러한 생활환경 속에서 생기는 것이다. 때문에 의학이 진보하고 의료 환경이 개선되어도 병으로 힘들어 하는 사람은 계속해서 증가하고 있다.

2. 시대가 건강식품을 요구하고 있다

암을 비롯해 뇌졸중과 심장병, 당뇨병 등이라고 하는 생활습관병은 이름 그대로 일상 생활습관과 깊은 관련을 가진다. 편중된 식생활이 가져오는 칼로리와 지방의 과잉 섭취가 고혈압과 고지혈증을 초래하고 그것이 뇌졸중과 심장병이라고 하는 병의 원인이 된다.

또 비만과 운동부족이 당뇨병을 유발하는 원인이 된다는 사실은 유명하다. 암도 식품과 담배, 대기 중에 포함되어 있는 다양한 화학물질과 관계성이 있고, 일상생활 속에서 느끼는 과잉 스트레스도 병을 유발하는 큰 요인 중 하나인 것으로 지적된다.

그리고 생활습관병의 대부분은 자각증상이 없는 채로 조용히 몸을 위협한다는 특징이 있다. 때문에 병을 알아차렸을 때에는 병이 꽤 진행되어 있는 케이스가 많다. 또 평소의 식생활과 생활 스타일에 기인하고 있어 여러 가지 병이 동시에 진행되기 쉬운 경향이 있다. 오랫동안의 생활습관에 따라 약화된 몸은 모든 병에 대해 저항력을 잃어버리고 마는 것이다.

게다가 세균과 바이러스에 따라 발병하는 것이 아니라 체질적인 것이 만들어 내는 생활습관병은 최첨단 의학을 사용해도 완치되기 힘든 경우도 많다. 현대의학은 감염증을 비롯한 병을 고치는 것은 쉬워도 병에 대한 저항력을 잃어버린 체질까지 개선시키는 것은 힘들다.

간장이 나쁘면 간장만을 진단하는 것이 지금의 의학이며 약도 어디까지나 특정 병을 고치기 위한 것이다. 최첨단을 걷는 의학기술도 병상이 나타나야지 그 힘을 발휘하게 된다. 의학의 진보와는 반대로 병에 걸리는 사람이 증가하고 있는 이유도 바로 여기에 있다.

이러한 가운데 일본에서도 지금까지 서양의학에만 의존하고 있던 의학계를 의문시하는 목소리가 나오기 시작했다. 앞에서도 재차 언급했던 대체의료가 바로 그것으로, 사람의 몸이 원래 가지고 있는 자연치유력을 높여 건강을 유지하고 건강을 되찾는다는 의미를 가진다. 우리 몸에는 병에 걸려도 그것을 스스로 고치려고 하는 기능이 있는데, 이러한 생명생체활동 조정기능을 몸 내부에서 강화함으로써 병에 맞서는 것이다.

대체의료에는 식사요법이나 심리요법 등 다양한 방법이 포함되지만, 그중 하나가 건강식품을 중심으로 하는 치료법이다. 건강식품이라고 하는 것은 소위 건강에 좋은 식품 전반적인 것을 가리키며 그 수는 상상을 뛰어넘을 정도로 많다. 즉, 건강식품을 먹음으로써 본래 우리가 가지고 있는 자연치유력을 높인다는 것이다. 건강식품은 의약품이 아니지만 그 속에는 다양한 병에 대해 높은 효과를 발휘하는 것도 있다. 그러한 것을 잘 이용하면 병의 치유에도 도움이 된다. 건강식품이라면 기본적으로 약처럼 부작용을 걱정할 필요도 없으며 일상적으로 섭취해도 몸에 악영향을 미치지 않는다.

이러한 건강식품 중에서 가장 각광을 받고 있는 것 중 하나가 바로 키토산이다. 실제로 일본에서는 키토산 붐이 일어난 이후 키토산 가공식품과 함유식품이 건강식품의 최고봉으로 군림하고 있다.

3. 현대인은 키토산 결핍증이다

키토산은 바다에 살고 있는 게의 껍질 등에 포함되는 키틴이라고 하는 성분이 바탕을 이루고 있다. 이렇게 인간의 몸과는 아무런 관계도 없을 법한 물질이 어떻게 우리 건강에 도움이 된다는 것일까?

사실 사람은 예전부터 다양한 식물을 통해 키토산을 섭취해 왔다. 예를 들어 곤충을 들 수 있는데 메뚜기와 벌의 애벌레 등에는 키틴이 풍부하게 포함되어 있다. 또 식물도 자연계로부터 키토산을 흡수하고 있어 사람은 채소 등의 작물을 통해 키토산을 섭취해 왔다.

식물은 곤충이 꽃이나 잎에 머물면 키티나아제와 같은 효소를 분비한다. 이러한 효소가 키틴을 포함한 곤충의 표피를 아주 미량이지만 녹여 영양분으로 이용하고 있다. 그러나 환경오염과 대량의 농약 살포에 따라 작물에 머무는 곤충은 급감했고, 그 결과 인위적인 환경파괴가 생물군의 생태계 균형을 무너뜨리고 곤충-식물-인간이라고 하는 키틴의 순환까지도 동시에 단절시켜 버리고 만 것이다.

바꾸어 말하자면 현대인은 키토산을 대부분 포함하지 않는 채소 등을 먹고 있는 것으로 식물을 통해 체내에 키토산을 섭취할 기회를 잃어버린 것이다. 편리함과 효율성을 너무 추구한 나머지 우리들은 우리도 모르는 사이에 키토산 결핍 상태에 빠져버렸다. 체내에서 키토산은 우리 몸의 생체 활동을 정상적으로 유지하도록 한다. 게다가 병에 강한 튼튼한 몸을 만드는 것뿐만 아니라 약에 가까운 기능도 가지고 있는 것이 키토산의 최대 특징이다.

예전과는 비교조차 할 수 없을 정도로 의료 환경이 정비되어 있음에도 불구하고 환자 수가 증가하고 있는 배경에는 이러한 현대인의 키토산 섭취 부족이 있는지도 모르겠다. 세계적인 환경 파괴가 점점 심각해지면 인간의 자연치유력은 앞으로도 더욱 저하될 것이다.

한국도 이제 고령화 사회로 접어들고 있다. 나이를 먹으면 체력을 잃는 것은 어쩔 수 없는 일이다. 그러나 키토산으로 균형 잡힌 생체활동을 유지할 수 있다면 몸이 쇠퇴하는 것은 최소한 막을 수 있을 것이다.

키틴·키토산 제품 종류

1. 키틴·키토산 제품이라고 해도 다양한 종류가 있다

❶ 정제된 분말 그대로인 제품
❷ 키틴 올리고당, 키토산 올리고당 등을 혼합한 분말제품
❸ 정제로 된 제품
❹ 과립으로 된 제품
❺ 캡슐 형태로 된 제품
❻ 액체로 된 제품

이 중 2번에서 6번까지의 제품은 주로 생산 회사들이 높은 효과를 얻기 위해 여러 가지 첨가물을 추가하는 것이 일반적이다. 이 외에도 다양한 제품들이 많으므로 각자 내용량과 성분을 잘 살펴보고 개인에 따라 복용하기 쉬운 것을 선택하는 것이 좋다.

하지만 이 제품들은 의약품과 달리 건강기능식품이므로 효과에 대해 너무 조급하게 생각하면 안 된다. 차분하게 시간을 가지고 복용하면 할수록 효과가 높아지므로 초조해하지 말고 건강한 신체를 가질 수 있다는 기대를 가지고 꾸준히 복용하는 것이 무엇보다 중요하다.

2. 어떠한 키토산 제품을 선택해야 하는가?

현재 시중에도 다양한 키토산 관련 제품이 판매되고 있다. 그렇다면 무엇을 기준으로 제품을 선택해야 하는 것일까?

양질의 키토산을 구분하는 방법에는 크게 두 가지가 있는데, 첫 번째가 바로 좋은 게의 껍질이어야 한다는 것이다. 제일 좋은 것은 바로 잡은 홍게를 사용한 것이다. 그것도 단백질과 칼슘의 함유율이 비교적 적은 다리 부분에서 정제한 키토산의 질이 높은 것으로 알려졌다. 현재 키틴·키토산의 연간 생산량은 750톤에 달하지만, 이 중 약 15%만이 건강식품으로 사용되고 나머지는 기타 용도로 사용되고 있다. 그만큼 건강식품으로 사용할 수 있는 게 껍질이 많지 않다는 것이다.

두 번째로는 정제 기술이 좋은 것이어야 한다. 게 껍질에서 키토산을 정제할 경우 100% 키토산을 추출하는 것은 불가능하다. 따라서 85%의 키토산과 15%의 키틴으로 구성되어 있는 것을 순수 키토산이라고 부르고 있다. 우리 몸에 효과를 주기 위해서는 순도 85%면 충분하다.

이렇게 양질의 키틴·키토산을 구별하는 것은 일반적으로 어려운 일이다. 실제로 키토산 관련 제품이 많은 일본에서는 1995년 일본 건강영양식품협회가 키토산 가공식품 규격기준을 공표했다. 이에 따르면 키토산 가공식품은 키토산을 50% 이상 함유하고 있는 것, 키토산 함유 식품은 키토산을 10~50% 정도 함유한 것으로 지정하고 있다.

특히 일본에서는 수용성이며 저분자화된 것으로 키토 올리고당과 키틴 올리고당이 있는데 이들은 분자량이 500~1600 정도인 저분자 키토산이다. 이는 앞에서도 설명한 바와 같이 항암작용 등으로 미루어 볼 때 수용성 키토산인 올리고당 타입이 가장 질이 좋다고 할 수 있겠다.

수용성 키토산과
고분자 키토산의 차이는?

 앞에서 계속 수용성 키토산의 질이 가장 좋다고 했는데 그렇다면 수용성 키토산과 고분자 키토산의 차이는 무엇일까. 같은 게 껍질에서 만들어진 키토산이라고 해도 탈아세틸화도와 용해 방법 등에 따라 그 기능과 작용은 크게 차이가 난다. 최대의 이유는 체내 흡수율의 차이에 있다.

 몇 년 전 일본에서는 키토산 붐이 일었던 적이 있다. 그러나 그 붐은 그다지 오래가지 못했다. 질 나쁜 제품이 대량으로 나돌았기 때문인 것도 있지만, 키토산 자체의 체내 흡수율이 나빴던 점도 부정할 수 없다. 키토산이 몸에 흡수되기 힘든 이유는 키틴을 탈아세틸화 한 것만으로는 분자량이 너무 크기 때문이다.

 사람의 장에서 직접 흡수할 수 있는 분자량은 약 3만 정도라고 한다. 그러나 키토산의 분자량은 10만에서 100만에 달하는 고분자의 상태이다. 때문에 물에도 잘 녹지 않고 아무리 키토산을 섭취해도 대부분이 체내에 흡수되지 않고 배출되어버리고 마는 것이다. 고분자 상태로는 위에서 소화되어도 장에서 흡수되는 것은 10~30%에도 못 미친다. 그 정도의 흡수율로는 키토산이 아무리 건강에 좋은 성분을 풍부하게 함유하고 있다고 해도 건강식품의 역할은 다하지 못한다.

아무리 키토산을 계속 먹어도 몸이 좋아지지 않는 것은 당연한 일이다. 아마 매일 한 컵 정도의 키토산을 섭취하지 않는 이상 키토산의 효과를 절대 보지 못할 것이다.

키토산이 체내에 고효율로 흡수되기 위해서는 분자량을 2,000~6,000 전후로 조정할 필요가 있다. 그 정도로 저분자화해야 물에도 녹기 쉽고 체내에 대한 흡수율도 좋아진다. 다만, 요즘은 정제기술의 발달로 超 低分子水溶性キトサン 분자량이 200~1000 전후로는 아주 고가의 상품이 출시되고 있습니다.

하루 적정 복용량은?

 키토산 제품을 구입한 사람들 중에 이를 얼마나 먹어야 하는지를 모르는 사람들이 많이 있다. 그런데 이는 개인차 즉, 유전적 요소, 체질, 생활 환경, 의약품 등에 따라 그 양은 정할 수 없다. 다만 몸의 상태나 증상에 맞추어 복용량(상품구입처나 전문가 등)을 조절을 하는 것이 좋다.

 예를 들어 분말이나 액체는 복용 후 흡수율이 빠른 장점이 있는 반면, 기타 보관상에 불편함이 따르므로 과립이나 캡슐 제품을 이용(증상 및 제품에 따라 2g~6g까지 정도) 하는 것도 좋다.

 아무래도 건강 유지 목적으로 복용할 때보다 병 증세가 심한 경우 복용량을 조금씩 늘리는 것이 좋다. 물론 소량으로도 개선되는 경우가 있으므로 처음에는 소량부터 시작하는 것이 좋다. 상황에 따라서는 늘려서 먹어야 할 필요도 있기 때문에 병세가 심한 경우라면 전문가와 상담하는 것이 바람직하다.

하루 2~3회, 식전이나 식후에 먹어도 되지만 위장이 안 좋은 사람이라면 식전보다 식후에 복용하는 것이 좋다. 또 우유와 두유에는 활성 레시틴이 함유되어 있어 함께 복용하면 증대 작용을 한다. 레시틴은 세포막의 중요한 성분이므로 세포를 강화하기 위해 상당히 좋은 작용을 한다.

그리고 키토산은 약이 아니므로 병원 처방약과 함께 복용해도 상관없고, 다른 건강식품과도 병용해도 괜찮다.

키토산의 효과는
어떻게 알 수 있나?

　의사가 병이라고 진단할 때는 필히 여러 가지 검사를 한 결과 이상이 발견되었기 때문에 병이라고 확진할 수 있는 것이다. 그리고 검사 결과가 정상치로 되돌아오면 병이 완치되었다고 진단한다.
　이처럼 키토산도 마찬가지로 먹기 전과 먹은 후의 검사 결과가 이상치에서 정상치로 가까워지면 좋은 효과가 있었다고 말할 수 있다. 이것은 병원에서도 쉽게 할 수 있으므로 자신의 몸이 키토산으로 좋아졌음을 알고 싶다면 병원에서 검사를 해보는 것이 좋다.

　앞에서 반복했듯이 영양, 운동, 스트레스 등은 3대 건강조건이다. 때문에 세 가지가 다 중요하므로 키틴·키토산만으로 그 효과를 판단하는 것은 무리일 수 있지만, 두 달에 한 번 정도는 검사를 받아 정확한 결과를 확인하는 것이 중요하다. 검사 결과 수치가 개선되지 않았다면 키토산 복용량을 늘리는 등 자기조절을 해 나가길 바란다.

암 예방에 대표적인
식품 및 치유관리

사람의 신체는 암을 비롯하여 모든 질병에 대한 자연 치유력을 갖고 있다. 자신 스스로 건강한 체질을 만들기 위해 끊임없이 노력하고 실천에 옮기는 습관을 생활화해야 한다. 이렇게 노력함으로 인해 자연치유력(면역력)을 최대한 왕성하게 만들어야 암세포와 싸워 이길 수 있다. 대부분 잘못된 생활습관을 바로잡고 이로 인해 암과 같은 모든 질병에 노출되지 않고 건강하게 살 수 있다.

브로콜리

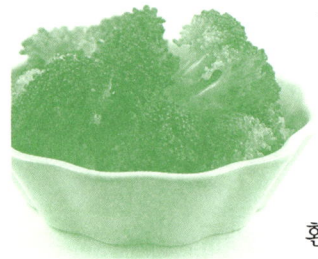

항암 식품으로 잘 알려진 브로콜리는 일반 주변시장에서 쉽게 구할 수 있고 손질도 쉬워 먹을거리 중 아주 좋은 식품이다. 또한 비타민C가 레몬의 2배로 암환자에게 취약한 감기예방과 피부건강에

도 좋은 브로콜리는 위장병 치료, 항암과 노화방지, 성인병 예방에 효과가 좋은 것으로 알려졌다. 브로콜리 속에는 위장병에 좋은 식품인 양배추보다 훨씬 많은 비타민U가 들어 있어 위장병의 명약이다. 브로콜리 속에 풍부하게 들어 있는 셀레늄은 노화를 촉진하는 활성산소를 중화시키는 작용을 하고 항암작용이 탁월한 것으로 알려졌다. 암 중에서도 주로 전립선암, 대장암, 폐암, 간암, 유방암, 췌장암 등에 효과가 크고, 특히 스트레스를 많이 받거나 환경오염 물질에 지속적으로 노출될 경우에 셀레늄을 많이 섭취해야 한다. 그 밖에 셀레늄은 면역체계를 강화해 질병을 예방하고 어린이 성장발육을 촉진시키며, 고혈압과 심장병 등 각종 성인병 예방에도 효과적이다. 브로콜리 속에는 비타민A가 풍부한데, 비타민A는 피부나 점막의 저항력을 강화해 감기나 세균의 감염을 예방하는 효과가 있어 꾸준히 먹으면 질병을 예방할 수 있다. 브로콜리는 젊음을 유지해 주는 베타카로틴과 비타민C가 풍부하다.

토마토

항암 식품의 대표적인 토마토는 비타민과 무기질 공급원, 항산화 물질 함유 등 뇌졸중, 심근경색 예방, 혈당 저하, 암 예방 등에 탁월하다.
토마토에 함유되어 있는 성분에는 구연산, 사과산, 호박산, 아미노산, 루틴,

단백질, 당질, 회분, 칼슘, 철, 인, 비타민A, 비타민B1, 비타민 B2, 비타민C, 식이섬유 등이다. 비타민C의 경우 토마토 한 개에 하루 섭취 권장량의 절반가량이 들어 있다.

토마토에는 라이코펜, 배타카로틴 등 항(抗)산화 물질이 많다. 토마토의 빨간색은 '카로티노이드'라는 물질 때문인데 특히 '라이코펜(lycopene)'이 주성분이다. 빨간 토마토에는 라이코펜이 7~12mg% 들어 있다. 토마토는 파란 것보다 빨간 것이 건강에 더 유익하므로 완전히 빨갛게 익혀 먹는 것이 좋다. 빨간 토마토에는 라이코펜이 많이 들어 있으나 그냥 먹으면 체내 흡수율이 떨어지므로 열을 가해 조리해서 먹는 것이 좋다. 열을 가하면 라이코펜이 토마토 세포벽 밖으로 빠져나와 우리 몸에 잘 흡수된다. 예를 들면, 토마토소스에 들어 있는 라이코펜의 흡수율은 생토마토의 5배에 달한다.

암을 치료하는 일본인들의 자연 치유법

초판 1쇄	2013년 01월 07일
편저	백혜린
발행인	김재홍
책임편집	권다원, 이은주, 이현주
마케팅	이연실
발행처	도서출판 지식공감
등록번호	제396-2012-000018호
주소	경기도 고양시 일산동구 견달산로225번길 112
전화	031-901-9300
팩스	031-902-0089
홈페이지	www.bookdaum.com
가격	13,000원
ISBN	978-89-97955-37-4 13150

ⓒ 백혜린 편저, 2013, Printed in Korea.

- 이 책은 저작권법에 따라 보호받는 저작물이므로 무단전재와 무단복제를 금지하며, 이 책 내용의 전부 또는 일부를 이용하려면 반드시 저작권자와 도서출판 지식공감의 서면 동의를 받아야 합니다.
- 파본이나 잘못된 책은 구입처에서 교환해 드립니다.
- '지식공감 지식기부실천' 도서출판 지식공감은 창립일로부터 모든 발행 도서의 2%를 '지식기부실천'으로 조성하여 전국 중·고등학교 도서관에 기부를 실천합니다. 도서출판 지식공감의 모든 발행 도서는 2%의 기부실천을 계속할 것입니다.

癌

이제는 두려워할 필요 없습니다.
우리 몸의 자연치유력을 높이는 것부터 시작하세요.

수용성 키토산 한국지사(키토산 보급센터)

대표 상담전화 **1577-8050**

팩스 02-2066-0050

주소 경기도 광명시 철산동 240, 마 상가 120

홈페이지 www.kitosan-sanai.com